Camila Silva Guerrero
Dagoberto Soto Muñoz

Caracterização da utilização do biossensor PenPC

Camila Silva Guerrero
Dagoberto Soto Muñoz

Caracterização da utilização do biossensor PenPC

Para antibióticos beta-lactâmicos, inibidores de beta-lactamase e misturas de ambos

ScienciaScripts

Imprint

Cover image: www.ingimage.com

This book is a translation from the original published under ISBN 978-613-9-46660-3.

Publisher:
Sciencia Scripts
is a trademark of
Dodo Books Indian Ocean Ltd. and OmniScriptum S.R.L publishing group

120 High Road, East Finchley, London, N2 9ED, United Kingdom
Str. Armeneasca 28/1, office 1, Chisinau MD-2012, Republic of Moldova, Europe
Printed at: see last page
ISBN: 978-620-6-58933-4

ÍNDICE GERAL

"A vida é uma subida... mas a vista é maravilhosa".

Aos meus pais, que decidiram dar-me a vida e que dia após dia têm contribuído para o meu desenvolvimento profissional e pessoal, sendo o mais importante os valores incutidos, ensinando-me sempre que com humildade, perseverança e paixão pelas coisas, os objectivos propostos são alcançados.

À minha irmã, que há 20 anos entrou na minha vida para a encher de felicidade, tem sido a energia necessária para continuar quando as coisas se tornam difíceis e o complemento perfeito para a minha vida, embora os irmãos não sejam escolhidos, eu escolher-te-ia mil vezes.

Ao meu avô QEPD, que foi parte importante em toda minha formação como pessoa acrescentando aquele grão de areia necessário na hora certa, apesar de não estar presente fisicamente no meu processo universitário, esteve presente de onde estiver, sendo aquele anjo protetor que orienta muitas decisões e cuida de mim em cada passo que dou. À minha avó, que fez parte da minha educação, ensinando-me dia após dia que, não é porque algo corre mal que a vida é má, mas apenas um mau momento, superando dia após dia os obstáculos e mostrando-me sempre que a atitude com que se encara a vida é o que determina o sucesso ou o fracasso naquilo a que nos propomos.

Às minhas tias e primas, que estiveram presentes nestes 26 anos, apoiando-me e levantando-me quando as coisas não correram bem e contribuindo sempre, de uma forma ou de outra, para a minha educação. À minha amiga, companheira e cúmplice, com quem partilhei parte da minha vida e que esteve presente nos momentos felizes e complicados, desfrutando das alegrias e acompanhando-me nas tristezas, ensinando-me a desfrutar de cada uma das minhas conquistas. A Deus e à vida por me terem dado a oportunidade, em primeiro lugar, de fazer parte da família a que pertenço, de viver num lar que me deu tudo o que precisei, tanto material como espiritualmente e, em segundo lugar, por me terem permitido estudar esta bela carreira, durante a qual houve altos e baixos, sendo estes últimos os que me permitiram aprender e amadurecer para me tornar um bom profissional.

RESUMO

Introdução: A quantificação da concentração dos antibióticos é importante para melhorar a sua eficácia e para a correção da dose nos casos em que a PK/PD do fármaco está alterada. Este facto é particularmente evidente em doentes críticos ou quando são utilizados determinados procedimentos de depuração, como a diálise ou a hemofiltração. No entanto, não existem técnicas que permitam essa quantificação numa base de rotina. Wong e colaboradores desenvolveram um biossensor fluorescente baseado numa beta-lactamase mutante (PenPC) para detetar qualitativamente a presença de antibióticos beta-lactâmicos em amostras alimentares e agrícolas. Neste estudo, será estabelecido um método que permite a determinação de rotina destes compostos utilizando o biossensor PenPC.

Métodos: A fluorescência resolvida no tempo induzida no biossensor PenPC por várias concentrações de agentes que contêm o anel beta-lactâmico, tais como antibióticos, inibidores da beta-lactamase e suas misturas, será caracterizada e correlacionada de modo a inferir subsequentemente as concentrações destes compostos nas amostras.

Resultados e discussão: 1.- A variação da intensidade de fluorescência do biossensor induzida por agentes que contêm um anel beta-lactâmico apresentou uma pluralidade de padrões, sendo um aumento estável para os agentes resistentes às beta-lactamases e um aumento transitório para os compostos mais sensíveis à ação da enzima. 2.- A integral da variação da intensidade de fluorescência induzida no biossensor ao longo do tempo foi ajustada para todos os casos a uma curva logística de 4 parâmetros ou do tipo Boltzmann.

Conclusão: A técnica desenvolvida permitiu-nos estimar a concentração de antibióticos beta-lactâmicos, inibidores da beta-lactamase e suas misturas através de um único método de análise.

CAPÍTULO I. ESTADO DA ARTE E DEFINIÇÃO DO PROBLEMA

i. Doenças infecciosas

As doenças infecciosas, segundo a OMS, são doenças causadas por microorganismos patogénicos como bactérias, vírus, parasitas ou fungos, que podem ser transmitidos direta ou indiretamente de uma pessoa para outra [10]. As infecções são patologias comuns na Unidade de Terapia Intensiva (UTI) dos hospitais, atingindo níveis de prevalência de mais de 50% dos pacientes [11].

As infecções podem ser causadas por bactérias. Estes microrganismos variam em tamanho de 0,2 a 5µm e possuem uma parede celular bacteriana rígida, localizada fora da membrana citoplasmática. A sua constituição básica é formada por um polímero de dois AMINOÁCARES (N-acetilglucosamina e ácido N-acetilmurâmico) que se alternam na formação da parede. As características da parede bacteriana permitem que estes organismos sejam divididos em dois grupos utilizando a técnica de coloração de Gram (baseada no corante violeta de genciana) e subsequente descoloração com álcool e acetona [12]:

- Gram-positivas: resistem à coloração e permanecem de cor púrpura. Têm um peptidoglicano muito espesso, proteínas fibrilares que sobressaem do peptidoglicano para a superfície e algumas destas estruturas constituem os principais antigénios de superfície destas bactérias e/ou têm funções de adesão (Fig. 1) [12].

- Gram-negativas: Nestas, não se observa cor violeta; a coloração pode ser feita com safranina, que tem uma cor rosa pálido. Nestes, o peptidoglicano forma uma malha fina, com lipoproteínas no exterior e ligadas a ela. Além disso, possuem uma membrana externa que não está presente nas bactérias gram-positivas, que difere da membrana celular em três características principais (Fig. 1) [12]: o Presença de lipoproteínas [12].

o Presença de porinas que permitem o fluxo de substâncias em função do seu tamanho, hidrofilicidade e carga [12].

o Presença na camada externa de lipopolissacáridos, cuja porção lipídica se comporta como uma toxina quando libertada e o polissacárido como um antigénio [12].

A diferença entre estes grupos de bactérias também lhes confere determinadas características que influenciam a taxonomia e a gestão clínica e terapêutica das doenças causadas por estes agentes patogénicos [12].

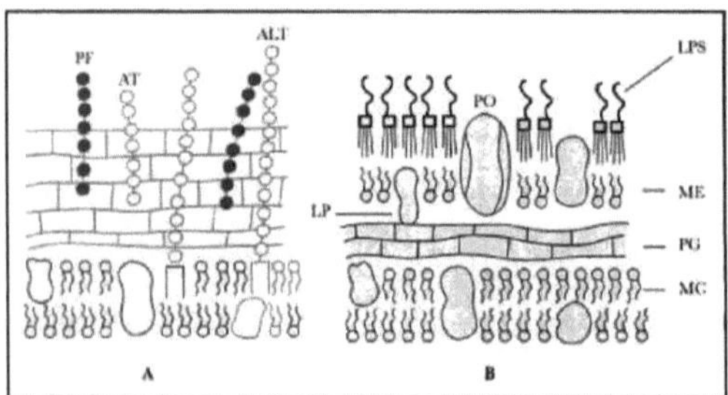

Figura 1: Diferenças estruturais entre a parede de bactérias gram-positivas (A) e gram-negativas (B). ALT: ácidos lipoteicóicos. AT: ácidos teicóicos. LP: lipoproteínas. LPS: lipopolissacáridos. MC: membrana celular. EM: membrana externa. FP: proteínas fibrilares. PG: peptidoglicano ou mureína. PO: porinas [12].

As doenças causadas por bactérias nos seres humanos podem ser causadas principalmente por três mecanismos [12]:

- Invasor (o germe atravessa as barreiras do organismo e atinge o interior do corpo humano, escapando às defesas do organismo e multiplicando-se).
- Toxigénico
- De base imunitária

As bactérias de interesse médico podem ser classificadas em dois grupos: as que fazem parte da flora humana normal em várias partes do corpo e as bactérias patogénicas que são capazes de causar doenças. Apesar disso, existem algumas bactérias da flora normal que podem tornar-se patogénicas quando colonizam um local diferente do seu local de origem.

As infecções bacterianas agudas são caracterizadas por febre, aumento dos glóbulos brancos, sinais biológicos de reação de fase aguda e sinais locais, dependendo do local da infeção [12].

A maioria das infecções bacterianas requer tratamento com antibacterianos, sendo a escolha do composto mais adequado determinada por vários factores, tais como: o diagnóstico correto do tipo e localização da infeção, a identificação do agente causador e o conhecimento do composto a que é sensível, e ainda a consideração das características do hospedeiro quanto ao melhor fármaco a utilizar, tendo em conta que este pode ter comorbilidades que afectam o seu estado atual [12].

Dentro do grupo dos antibacterianos, existem compostos como: antibióticos beta-lactâmicos, aminoglicosídeos, quinolonas, glicopeptídeos, macrólidos, tetraciclinas, sulfonamidas, entre outros, sendo os primeiros os mais utilizados [4].

ii. Antibióticos beta-lactâmicos

Desde a descoberta da penicilina por Alexander Fleming em 1920, foram desenvolvidos milhares de novos derivados da penicilina e outras famílias relacionadas entre si por um anel beta-lactâmico na sua estrutura (Fig. 2), como as cefalosporinas, as cefamicinas, os monobactâmicos e os carbapenemes [4].

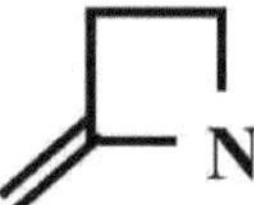

Figura 2: Anel betalactâmico

Os antibióticos beta-lactâmicos exercem os seus efeitos bactericidas através da inibição de enzimas envolvidas na síntese da parede celular, que é essencial para manter a viabilidade bacteriana num ambiente não isotónico (hipertónico) e hostil [3].

As diferentes famílias de antibióticos evoluíram a partir da penicilina com o objetivo de aumentar a sua eficácia, devido, entre outras razões, ao aumento dos mecanismos de resistência bacteriana.

Classificação dos antibióticos beta-lactâmicos:

a. Penicilinas

- História: A penicilina G foi o primeiro antibiótico beta-lactâmico utilizado clinicamente.

- Estrutura: Caracterizam-se estruturalmente por um anel de cinco membros, denominado anel tiazolidínico, junto ao anel beta-lactâmico e por uma cadeia lateral, que lhes confere outras características, como uma maior resistência dentro do grupo (Fig. 3).

- Terapêutica: Está frequentemente associada ao tratamento de infecções causadas por *Streptococcus* spp. Ainda hoje é utilizada tanto na profilaxia como no tratamento deste agente patogénico. O aparecimento de estirpes resistentes a este composto, devido à expressão de beta-lactamases, levou a uma diminuição da sua utilização e à procura de modificações estruturais para gerar compostos mais resistentes à sua degradação [4].

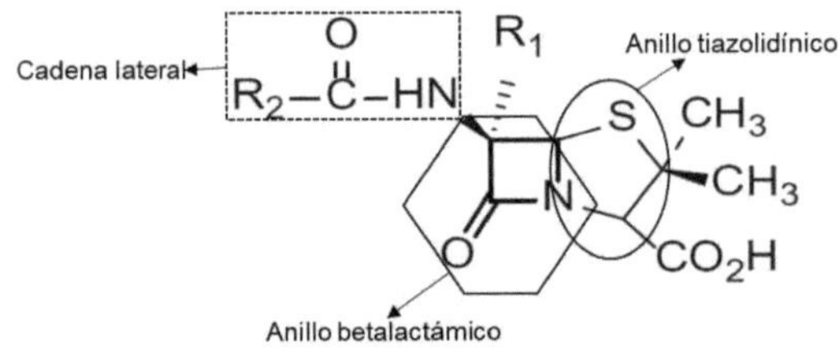

Figura 3. Estrutura geral das penicilinas [4]. Hexágono: anel beta-lactâmico; elipse: anel tiazolidina; quadrado: cadeia lateral.

b. Cefalosporinas

- História: Na década de 1950, descobriu-se que a cefalosporina C era estável à penicilinase (enzima que destrói as penicilinas).

- Estrutura: A estrutura geral das cefalosporinas caracteriza-se pela presença do correspondente anel beta-lactâmico ligado a um anel de seis membros denominado anel dihidrotiazida, para além de uma cadeia lateral ligada ao anel beta-lactâmico (Fig. 4).

- Terapêutica: As primeiras cefalosporinas da classe I incorporadas eram sensíveis à hidrólise causada por beta-lactamases que surgiram após a introdução destes medicamentos na prática clínica. Com o passar dos anos, surgiram as penicilinases TEM-1, que foram rapidamente reconhecidas e tornaram ineficazes tanto as penicilinas como as cefalosporinas, conferindo resistência aos organismos portadores. A partir daí, começaram a ser sintetizados compostos resistentes a estas enzimas, efectuando modificações através da adição de diferentes grupos funcionais à estrutura global. Após as modificações estruturais, começaram a surgir as cefalosporinas de classe II, mas isso levou a uma diminuição da potência desses agentes. Mais tarde, continuaram a ser feitas as modificações necessárias para aumentar o espetro de ação ou a resistência dos compostos, o que levou ao aparecimento das cefalosporinas de classe III e IV [4].

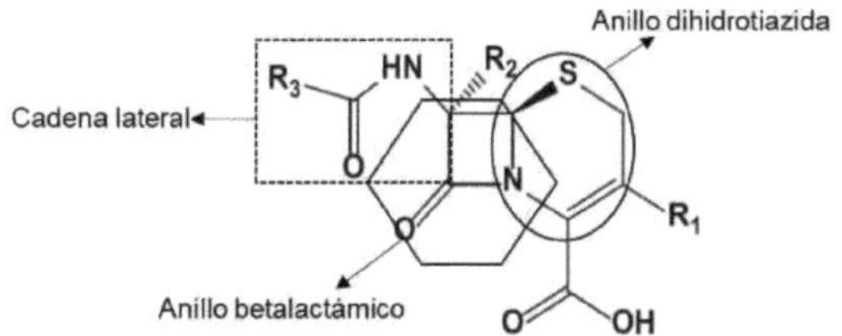

Figura 4. Estrutura geral das cefalosporinas [4] -- hexágono: anel beta-lactâmico; elipse: anel dihidrotiazida; quadrado: cadeia lateral.

c. Carbapenemes

- História: O primeiro agente desta família a ser identificado foi a tienamicina, que tinha um potente espetro de ação com o típico anel de quatro membros, mas ligado a um novo anel de cinco membros, mas, devido à sua elevada instabilidade química, nunca foi utilizado como agente terapêutico.

- Estrutura: é composto por um anel beta-lactâmico ligado a um anel pirrolidínico insaturado de cinco membros, o que lhe permite diferir das penicilinas pela substituição do átomo de enxofre por um átomo de carbono e pela adição de uma ligação dupla entre os átomos 2 e 3 do anel de cinco membros (Fig. 5), foi estabilizado pela adição de um grupo N-formimidoil, dando origem ao imipenem (Fig. 6).

- Terapêutica: O imipenem tem sido amplamente utilizado em infecções causadas por bactérias gram-positivas, gram-negativas, anaeróbias e fermentativas. Os carbapenemes ligam-se fortemente à PBP2, mas também à PBP1a, 1b e 3, o que lhes confere mecanismos adicionais para matar bactérias que são úteis para diminuir o aparecimento de resistência. Estes compostos são altamente estáveis à maioria das beta-lactamases, com exceção das carbapenemases, às quais sofrem hidrólise que conduz à inativação do fármaco.

Com base no amplo espetro de ação dos carbapenemes, foram desenvolvidos outros compostos estruturalmente relacionados com o imipenem, mas com outros grupos funcionais que aumentam a sua estabilidade química [4].

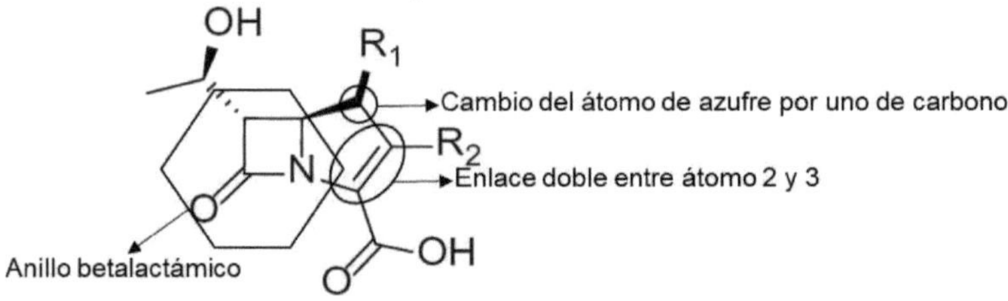

Figura 5. Estrutura geral dos carbapenemes [4]. Hexágono: anel beta-lactâmico; círculos: diferenças do anel pirrolidínico que o diferenciam das penicilinas.

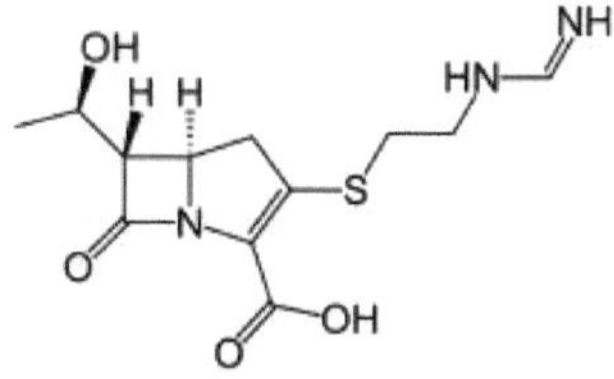

Figura 6: Estrutura do Imipenem

iii) Mecanismos de resistência aos antibióticos beta-lactâmicos

Os microrganismos adaptam-se continuamente ao ambiente que habitam e, por esta razão, são capazes de desenvolver mecanismos de resistência aos antibióticos que actuam sobre eles.

A resistência é a diminuição ou ausência de sensibilidade de uma estirpe bacteriana a um antibacteriano. Na prática, isto significa que o crescimento do microrganismo só pode ser inibido com concentrações elevadas do antibiótico, o que, embora possível de conseguir no local da infeção, é conseguido com concentrações tóxicas que prejudicam o doente. A resistência pode ser intrínseca ou adquirida, sendo a primeira aquela que algumas espécies bacterianas apresentam de forma pré-estabelecida, dependendo das suas estruturas, e que geralmente determina o espetro de ação que possuem; e a segunda é aquela que surge ao longo do tempo em bactérias que anteriormente eram sensíveis e que depois, por razões diversas, sejam modificações na carga genética da bactéria, mecanismo de mutação ou transferência de genes, deixam de ser sensíveis [5].

No caso dos antibióticos beta-lactâmicos, estão presentes quatro mecanismos principais de resistência:

a. Produção de beta-lactamases:

É o principal mecanismo de resistência e o mais importante nas bactérias gram-negativas. As beta-lactamases são enzimas que hidrolisam a ligação amida do anel beta-lactâmico (Fig. 7) dos antibióticos que fazem parte da família dos beta-lactâmicos e são capazes de inativar a maioria dos compostos pertencentes a este grupo, como a penicilina, as cefalosporinas, os carbapenemes, entre outros [5].

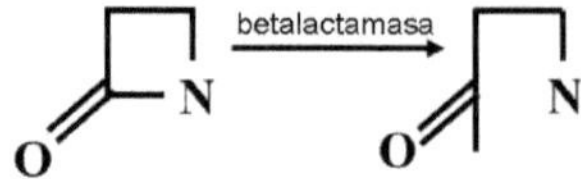

Figura 7: Destruição do anel beta-lactâmico pelas beta-lactamases

O mecanismo de ação é mediado pela interação de um resíduo de serina da enzima com o antibiótico beta-lactâmico, causando a acilação da enzima, seguida da introdução de moléculas de água e da hidrólise do beta-lactâmico acilado (Fig. 8). Existem várias classes destas enzimas, neste caso, as beta-lactamases de classe A são de grande importância, uma vez que são potentes e hidrolisam eficazmente uma grande variedade de antibióticos beta-lactâmicos [2].

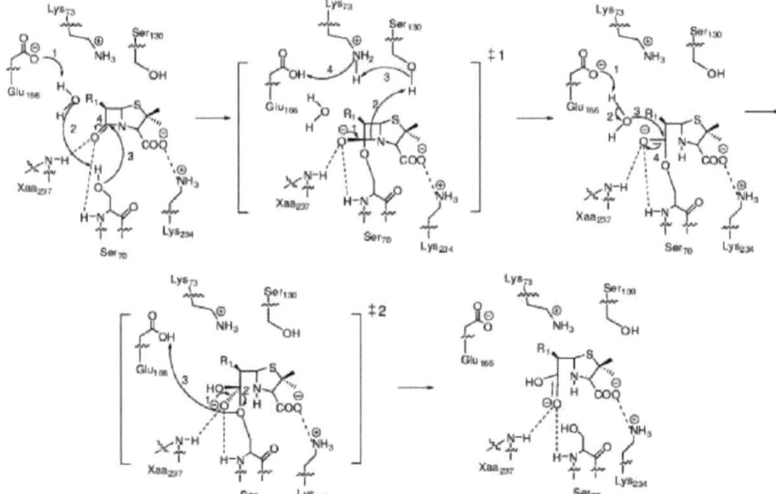

Figura 8: Mecanismo de reação proposto para a interação da penicilina com uma beta-lactamase de classe A [3].

b. Alterações no sítio ativo das PBP:

Este mecanismo provoca uma diminuição da afinidade dos antibióticos beta-lactâmicos e, subsequentemente, aumenta a resistência a estes agentes [3].

Este tipo de resistência é mais importante nas bactérias gram-positivas [5].

c. Diminuição da expressão de proteínas da membrana externa:

Para acederem às PBPs na membrana plasmática interna, os antibióticos beta-lactâmicos têm de se difundir através da membrana ou passar diretamente através dos canais de porina na membrana externa da parede celular das bactérias gram-negativas [3]. Deste modo, a resistência pode surgir quando o fármaco não consegue atingir o seu alvo porque não consegue difundir-se através da membrana ou as porinas através das quais poderia entrar estão fechadas devido a diferentes mutações que levam a uma alteração destas estruturas [5] [6].

d. Bombas de efluxo:

Quer façam parte de um fenótipo de resistência intrínseco ou adquirido, são capazes de remover uma vasta gama de substratos do plasma bacteriano [3].

Na figura 9 é apresentado um resumo de todos os mecanismos de resistência aos antibióticos beta-lactâmicos que as bactérias podem apresentar.

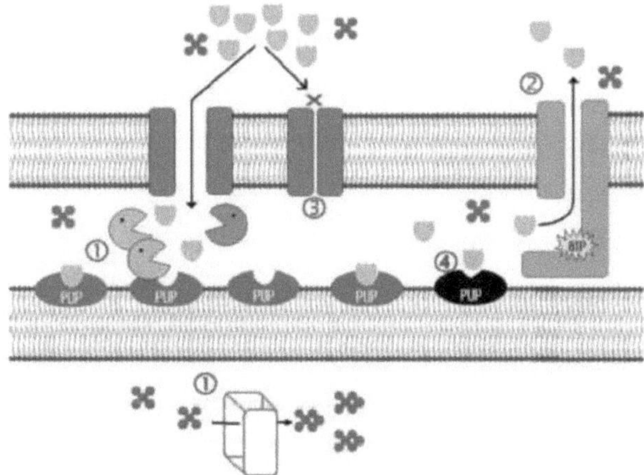

Figura 9: Principais mecanismos de resistência aos antibióticos. 1. enzimas modificadoras. 2. bombas de efluxo 3. fecho da porina. 4. alteração das PBPs [6].

iv. Inibidores da beta-lactamase

As beta-lactamases são um dos mecanismos de resistência mais importantes nas doenças infecciosas clínicas. São enzimas codificadas através da expressão de um gene cromossómico ou transferidas por plasmídeos ou transposões que têm uma origem bacteriana induzível ou constitutiva e são capazes de hidrolisar o anel beta-lactâmico, inactivando o antibiótico em uso. Devido à perda de atividade dos antibacterianos pela ação destas enzimas, têm sido procuradas estratégias para anular a sua ação, incluindo a alteração do antibiótico para o tornar insensível à ação das beta-lactamases ou a utilização de substâncias que bloqueiam a atividade destas enzimas [7].

A estratégia mais bem sucedida foi combater as beta-lactamases com a utilização de agentes de ligação beta-lactâmicos, que têm frequentemente uma estrutura beta-lactâmica. Esta estratégia pode assumir duas formas:

- Criar substratos que se liguem reversivelmente e/ou irreversivelmente à enzima com elevada afinidade, para formar interacções estéricas desfavoráveis, como o complexo acil-enzima (ver Fig. 8), que é utilizado na conceção de antibióticos resistentes à beta-lactamase.

- Para desenvolver mecanismos baseados em inibidores suicidas irreversíveis que consistem em estruturas que têm uma elevada afinidade para as beta-lactamases, ligando-se irreversivelmente e metabolizando com elas [7], esta estratégia é utilizada na indústria farmacêutica para a produção de compostos capazes de inibir as enzimas [3].

Os inibidores de suicídio disponíveis no mercado incluem o ácido clavulânico, o tazobactam e o sulbactam (Fig. 10).

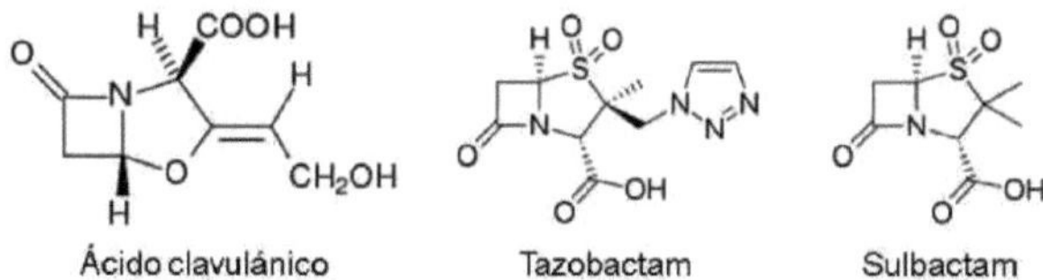

Figura 10. Estruturas do ácido clavulânico, do tazobactam e do sulbactam, respetivamente.

Sugere-se que os três compostos seguem uma via de reação semelhante, começando com a formação de uma espécie de acil-enzima. Após a acilação, a abertura do anel de cinco membros leva à formação do intermediário imina. Esta espécie de imina é o intermediário comum que precede a conversão química que leva à inibição transitória da enzima. Na reação, outro intermediário importante é uma enamina que surge do rearranjo da imina formada. Dependendo das propriedades da enzima e do inibidor, a reação prosseguirá para desacilação ou inativação irreversível. Se ocorrer a desacilação do intermediário enamina, o complexo acil-enzima sofre descarboxilação e hidrólise da ligação éster, regenerando a beta-lactamase ativa, mas isto ocorre muito lentamente. A duração da inibição transitória é determinada pela estabilidade da espécie intermédia (Fig. 11) [3].

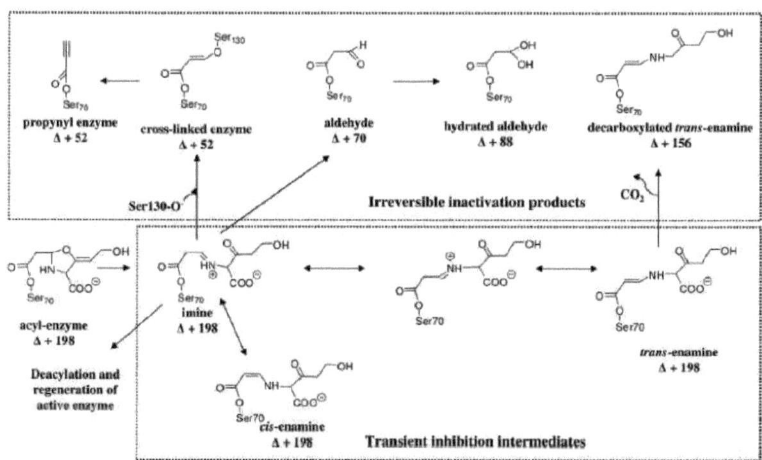

Mecanismo de inibição da beta-lactamase de classe A proposto para o ácido clavulânico, mostrando os diferentes produtos de fragmentação (expressos em daltons), que foram observados experimentalmente [3].

Em termos de estrutura, os três compostos têm em comum:

- Têm um protão na posição 6-α [7].

- A 6-α-acidez e a estrutura β-lactâmica favorecem a formação de uma ligação dupla, geralmente na posição C6-C5, o que resulta numa enzima acilada muito estável que não hidrolisa (Fig. 12) [7].

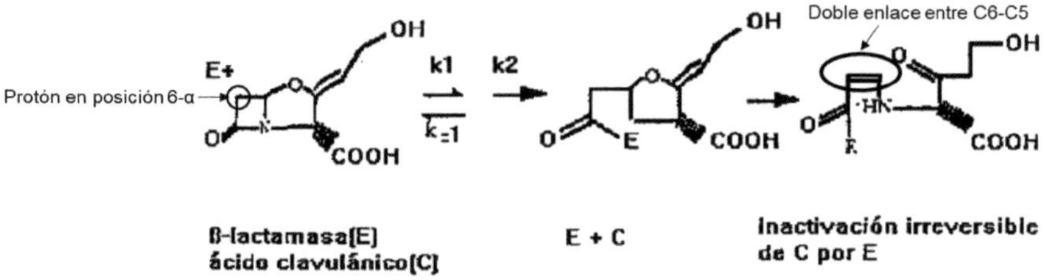

Figura 12. Inibição da beta-lactamase com ácido clavulânico [7]. Os círculos mostram as características estruturais dos inibidores suicidas.

- Diferenças entre os inibidores da beta-lactamase:

- Ácido clavulânico:

Origem: Produzido naturalmente por *Streptomyces clavulguerus* [17].

Estrutura: Clavama (Fig. 10)

- Tazobactam:

Origem: Sintético

Estrutura: sulfona derivada do ácido penicilânico [17] (Fig. 10),

- Sulbactam:

Origem: Sintético

Estrutura: sulfona derivada do ácido penicilânico [17] (Fig. 10)

Uma vez que estes compostos têm apenas uma atividade antibiótica ligeira e a sua principal utilidade é a inibição das beta-lactamases, as combinações de antibióticos beta-lactâmicos com estes inibidores são utilizadas na prática clínica, sendo as mais conhecidas comercialmente:

a. Amoxicilina-ácido clavulânico

Esta mistura foi a primeira combinação de antibiótico beta-lactâmico e inibidor da beta-lactamase a ser introduzida na prática clínica. A adição de ácido clavulânico à amoxicilina não melhora a atividade da amoxicilina contra bactérias susceptíveis, mas aumenta o espetro de ação contra estirpes produtoras de beta-lactamases [3].

b. Piperacilina-Tazobactam

A adição de tazobactam à piperacilina permite-lhe aumentar o seu espetro de ação contra a maioria das famílias de bactérias produtoras de beta-lactamases [3].

c. Ampicilina-Sulbactam Ampicilina-Sulbactam

Nesta combinação, o sulbactam é capaz de aumentar o espetro de ação da ampicilina contra as estirpes produtoras de beta-lactamases. O rápido sucesso clínico desta combinação estabeleceu a confiança no papel terapêutico do antibiótico beta-lactâmico em combinação com o inibidor da beta-lactamase, mas a resistência à ampicilina-sulbactam entre os isolados de *E. coli* estava a aumentar [3].

v. Métodos de medição de antibióticos

Os antibióticos beta-lactâmicos são os antibióticos mais utilizados na prática clínica [4]. Dado o seu mecanismo de ação, a sua eficácia deve cumprir a condição de apresentar uma concentração superior à concentração inibitória mínima (CIM) durante um período de tempo, razão pela qual a avaliação da sua concentração é particularmente relevante. Os esquemas de dosagem dos antibióticos beta-lactâmicos são geralmente estabelecidos a partir de parâmetros obtidos em estudos com voluntários saudáveis, mas tem sido relatado que, em doentes com doenças graves, como a sépsis, em que é necessária a utilização de antibacterianos, os parâmetros farmacocinéticos como a distribuição, o metabolismo ou a eliminação apresentam alterações importantes, metabolismo ou eliminação apresentam alterações importantes e uma variação ainda pior quando o doente sofre de outra patologia ou condição, como a terapia de substituição renal, que leva a concentrações inferiores às necessárias para uma terapia bem sucedida [21]. Para além do exposto, na unidade de cuidados intensivos existem doentes que têm de estar ligados a vários equipamentos para melhorar o tratamento do doente ou que são necessários para a própria terapêutica, como a hemofiltração de alto volume (HVHF) ou a oxigenação por membrana extracorporal (ECMO), o que pode afetar as concentrações dos fármacos consumidos, neste caso, os antibióticos, por razões como o sequestro ou a retenção do fármaco pelo equipamento. Por conseguinte, é ideal dispor de uma ferramenta que permita a monitorização de rotina da concentração de antibióticos beta-lactâmicos para corrigir possíveis desvios no regime de dosagem, especialmente em doentes críticos.

Como consequência do que precede, o método utilizado para determinar as concentrações plasmáticas dos antibacterianos deve ser um procedimento rápido, preciso e exato, de modo a poder efetuar as modificações de dosagem necessárias em função do caso, aumentando ou diminuindo as doses, com o objetivo de conseguir uma terapia antibiótica eficaz e erradicar a infeção do doente.

Métodos utilizados para determinar a concentração de antibióticos beta-lactâmicos:

a. HPLC (Cromatografia Líquida de Alta Pressão):

A HPLC é uma técnica cromatográfica que significa Cromatografia Líquida de Alta Pressão. Esta técnica é utilizada na indústria farmacêutica numa grande variedade de amostras e é o método de eleição para verificar a pureza de novos candidatos a medicamentos [8]. Este procedimento é o mais amplamente utilizado (a literatura representa mais de 80% das determinações publicadas) para determinar a concentração de antibióticos beta-lactâmicos [18]. A técnica baseia-se na separação de misturas complexas através da utilização de uma fase móvel que flui através de uma coluna contendo uma fase fixa ou estacionária que permite que os diferentes componentes de uma mistura sejam separados pela afinidade que cada um deles tem pelas diferentes fases presentes. Entre as técnicas disponíveis para a medição de antibióticos beta-lactâmicos, a HPLC é o "padrão de ouro", pois é um método que

sensível, precisa e exacta, embora não seja habitualmente utilizada como técnica de rotina [9], devido a limitações decorrentes da sua complexidade e rapidez na medição de múltiplas amostras, razão pela qual tem sido desaconselhada na monitorização terapêutica.

Um sistema típico de HPLC para análise farmacêutica consiste tipicamente em

- Uma bomba multi-solvente
- Um amostrador automático
- Um desgaseificador em linha
- Um forno de coluna
- Um fotodíodo e/ou um detetor UV/Vis

Tudo isto é ligado e controlado por uma estação de processamento de dados (Fig. 13) [8]. Devido ao facto de o equipamento de HPLC conter apenas uma unidade de cada componente, o processo de medição é lento e não é utilizado na prática clínica para a determinação das concentrações plasmáticas de antibióticos.

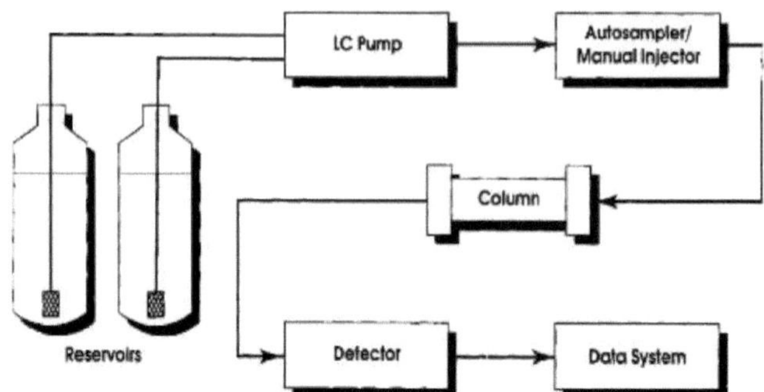

Figura 13. Esquema de um sistema de HPLC. Bomba LC: Bomba. Autosampler/Manual injetor: amostrador automático/injetor manual. Coluna: coluna. Detetor: Detetor. Data system: sistema de dados.

b. Técnicas microbiológicas:

O princípio destas técnicas baseia-se na inibição do crescimento bacteriano de organismos sensíveis a um determinado antibiótico, medida como o desenvolvimento de opacidade ou mudança de cor no meio de cultura [9] devido à presença do antibiótico. São frequentemente utilizadas em amostras de urina, fezes e mesmo plasma [9].

c. Técnicas imunoquímicas:

A utilização da afinidade e seletividade que os anticorpos têm para o seu antigénio tem sido utilizada para a deteção e quantificação de antibióticos em amostras humanas, e estes procedimentos podem ser agrupados em três categorias:

- Imunoensaios enzimáticos, como o ELISA:

A deteção ocorre pelo desenvolvimento de cor ou de material precipitado, uma vez que a conjugação das actividades enzimáticas com os anticorpos de deteção permite a amplificação do sinal de associação de antibióticos presente na amostra. [9]

- Imunoensaios baseados na polarização de fluorescência, como o imunoensaio de polarização de fluorescência:

Este ensaio baseia-se na diminuição da taxa de renovação quando um anticorpo marcado com fluorescência se associa ao seu antibiótico alvo, levando a uma diminuição da emissão de fluorescência polarizada, que, em última análise, está relacionada com a quantidade de composto na amostra [9]. Estas técnicas são complexas em termos de equipamento e de pessoal qualificado.

- Imunossensores associados a diferentes elementos de transdução:

Os imunossensores são um subgrupo dos biossensores, sendo o ponto intermédio entre a utilização de anticorpos e de novas moléculas que, com o antigénio, é transduzido por tecnologias como a SPR (ressonância plasmónica), TIRF (fluorescência de reflexão interna total) ou FRET (transferência de energia de ressonância de Foster), finalmente, a alteração da leitura de ressonância ou da emissão fluorescente está diretamente relacionada com a concentração do analito na matriz [9].

d. Biossensores:

- Definição: Um biossensor é um dispositivo autónomo capaz de fornecer informações analíticas quantitativas ou semi-quantitativas sobre uma determinada substância a analisar, através de um domínio de reconhecimento biológico associado a um elemento de transdução funcionalmente integrado, como uma enzima, um anticorpo ou um ácido nucleico.

- Vantagens:

- Os biossensores permitem, com vantagem, alargar o conjunto de sensores possíveis, uma vez que, teoricamente, todos os alvos moleculares de medicamentos são potenciais domínios de reconhecimento biológico para os biossensores [9].

- Devido à natureza da ligação de um biossensor ao seu analito, permite avaliar a contraparte fisiologicamente relevante do biossensor (por exemplo, a enzima alvo), razão pela qual a utilização de biossensores permite a interferência de outros elementos em matrizes fisiologicamente complexas e a compreensão do seu mecanismo de ação [9].

- Um biossensor, sendo um dispositivo que utiliza componentes biológicos, como enzimas, anticorpos ou ADN, em combinação com sinais eléctricos, ópticos ou outros, obtém uma resposta altamente selectiva a um analito [1].

vi. Biossensores aplicados em antibióticos

Para os antibióticos em geral, e para os beta-lactâmicos em particular, existem certos princípios fundamentais para o seu reconhecimento através da utilização de biossensores, entre os quais se destacam os seguintes

- A utilização de aptâmeros imobilizados como elementos de reconhecimento, também designados aptasensores [14]:

Os aptâmeros são cadeias simples de oligonucleótidos capazes de se ligarem à sua molécula alvo com elevada afinidade e especificidade [19].

- Processos de ligação mediados por anticorpos [14]:

Os imunossensores são amplamente utilizados para a deteção de antibióticos, sendo possível imobilizar anticorpos específicos de antibióticos na superfície do sensor para detetar diretamente a ligação a antibióticos, ou inverter o ensaio e detetar a ligação de amostras de anticorpos enriquecidos com antibióticos até que os antibióticos sejam imobilizados em termos de um ensaio competitivo.

- Reconhecimento pelo princípio das enzimas acopladas [14]:

No que se refere aos princípios de acoplamento enzimático, a imobilização de beta-lactamases foi descrita para a deteção da penicilina in vivo; a hidrólise da penicilina conduz a uma diminuição dos valores de pH que permite a deteção amperométrica [14]. Neste caso, esta estratégia é importante, uma vez que o biossensor utilizado corresponde a uma enzima, uma beta-lactamase, que sofreu uma mutação para que, após reagir com o seu substrato correspondente ao anel beta-lactâmico, emita um sinal fluorescente e possa assim medir as concentrações dos compostos em estudo.

Apesar dos diferentes princípios de reconhecimento antibacteriano, existe apenas um número limitado de técnicas de biossensores que podem ser utilizadas no domínio dos antibióticos. Os sistemas utilizados na deteção destes sinais de biossensores são alguns como o SPR (Ressonância Plasmónica de Superfície), detectores ópticos ou métodos electroquímicos. Existem várias formas de combinar os diferentes princípios de reconhecimento e deteção, no entanto, há algumas combinações que são mais comuns no domínio dos antibióticos, por exemplo, a ligação de antibióticos a aptâmeros é normalmente detectada por métodos electroquímicos que também têm sido associados ao reconhecimento baseado em imunossensores; outra combinação frequentemente utilizada é o reconhecimento antibacteriano baseado em imunossensores seguido de deteção baseada em SPR [14].

Por outro lado, os biossensores também têm sido utilizados para a deteção de antibióticos nos alimentos, por exemplo, no leite, uma vez que estes dispositivos superam os métodos tradicionais demorados e são bastante sensíveis na deteção de concentrações de antibióticos abaixo dos limites máximos de resíduos (LMR) que foram definidos pela União Europeia [14].

Além disso, os biossensores são aplicados para obter informações sobre o modo de ação dos antibióticos comercializados ou experimentais ou na procura de compostos naturais bioactivos [14]. Os biossensores são ferramentas promissoras para validar a ligação ou a interação de antibacterianos com componentes bacterianos, como os constituintes das membranas, ou para participar em processos de validação de alvos de medicamentos [14].

a. Biossensores baseados em proteínas que se associam a anéis de PBP beta-lactâmicos e beta-lactamases.

Para conseguir a imobilização de macromoléculas biológicas em superfícies de eléctrodos com retenção da sua atividade, têm sido propostas várias estratégias, como a adsorção, o encapsulamento de polímeros, as interacções electrostáticas ou hidrofóbicas, entre outras. Entre eles, os mais relevantes são os métodos baseados na afinidade de um determinado ligando ou reconhecimento bioespecífico, uma vez que as suas características incluem:

- A atividade da molécula imobilizada é geralmente preservada.
- A distribuição espacial pode ser bem controlada.
- A eficiência da imobilização específica pode ser elevada, permitindo trabalhar com cargas baixas de biomoléculas.
- A estabilidade das biomoléculas é geralmente melhorada. [15]

Um dos métodos mais poderosos de afinidade de ligandos baseia-se na utilização de agentes quelantes de iões metálicos e na sua afinidade específica para proteínas que contêm resíduos de histidina. A coordenação de agentes quelantes adequados, como o ácido iminodiacético (IDA) tridentado ou o ácido nitrilotriacético (NTA) tetradentado, a catiões metálicos bivalentes, como Co^2 +, Cu^{2+} , Ni^{2+} , Zn^{2+} permite, Além disso, a ligação dos locais de coordenação livres do complexo metal-quelante às metades imidazólicas das histidinas marcadas permite uma imobilização localizada, direccionada e reversível das proteínas [15].

Por outro lado, o desenvolvimento de estratégias de biossensorização baseadas em receptores-ligandos pode resultar numa metodologia analítica rápida e sensível para uma vasta gama de analitos. Para este efeito, as proteínas de ligação à penicilina (PBP) têm sido utilizadas como receptores moleculares, que correspondem a enzimas presentes na membrana citoplasmática das bactérias e que estão envolvidas no crescimento dos microrganismos e determinam a morfologia celular. Os antibióticos beta-lactâmicos ligam-se irreversivelmente ao local ativo das PBP, levando à inativação destas enzimas com a correspondente consequência de impedir a síntese da parede bacteriana [15].

É descrita uma nova abordagem simples, versátil e rápida para a funcionalização de eléctrodos de carbono numa única etapa com uma monocamada densa de agentes quelantes sem necessidade de aplicar qualquer pré-tratamento à superfície do elétrodo. O método descrito baseia-se na adsorção de cadeias alquílicas longas derivadas de NTA em eléctrodos de carbono descartáveis e na utilização do produto resultante para a subsequente coordenação de iões de cobalto e resíduos de histidinilo na PBP marcada, permitindo a imobilização da proteína recetora de forma reprodutível e reversível com orientação molecular controlada e mantendo toda a sua atividade biológica. O sensor de afinidade amperométrica resultante permite a quantificação de resíduos de antibióticos beta-lactâmicos no leite a níveis de concentração de partes por bilião, através da ligação competitiva entre amostras de beta-lactâmicos e um marcador específico marcado com HRP para os locais de ligação da PBP imobilizada. O biossensor obtido por esta técnica foi avaliado utilizando uma penicilina e uma cefalosporina como analitos-alvo, gerando a curva de calibração correspondente (Fig. 14) [15].

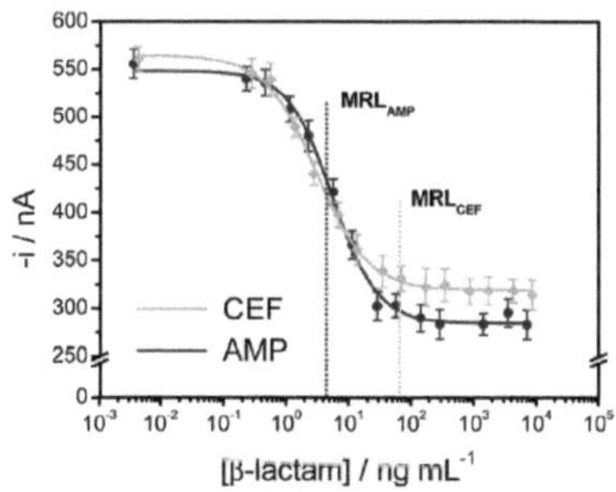

Figura 14: Gráfico de calibração obtido com o sensor PBP-Co^{2+} -NTA-SPCE para penicilina e cefalosporina em leite diluído 1:1 [15].

b. PenPc Biosensor

No caso dos antibióticos beta-lactâmicos, existem várias possibilidades de sintetizar um biossensor que seja útil para medir os níveis destes compostos, como já foi referido, a utilização de enzimas é de importância vital. Recentemente, Wong et al. desenvolveram um biossensor baseado na utilização de beta-lactamases de classe A que sofreu modificações para obter o sensor a utilizar.

O mecanismo das beta-lactamases de classe A é descrito acima. Relativamente ao biossensor desenvolvido por Wong, sabe-se que o resíduo de ácido glutâmico na posição 166 (Glu166) é necessário para a catálise do anel e que a sua substituição por aspartato (Fig. 15) conduz a uma diminuição da sua atividade. Esta perda de atividade também foi demonstrada para a substituição por resíduos de cisteína (Fig. 15) [16].

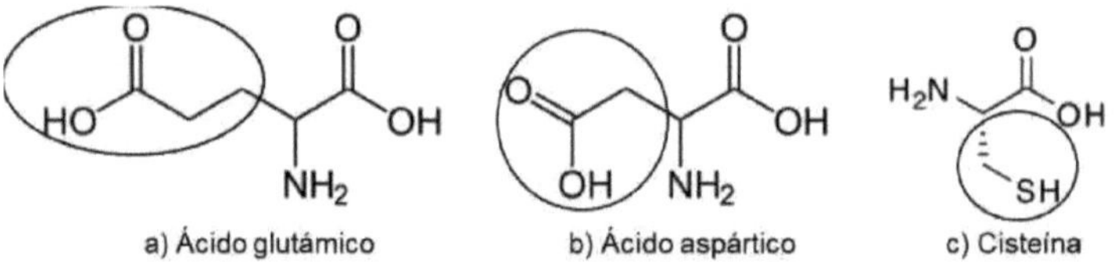

a) Ácido glutámico b) Ácido aspártico c) Cisteína

Figura 15. Ácido glutâmico (a), ácido aspártico (b) e cisteína (c). As cadeias laterais de cada um estão assinaladas com um círculo.

PenPc é uma beta-lactamase mutante de TEM-1, caracterizada pela substituição E166C, e a adição de um fluoróforo de fluoresceína-5-maleimida à cisteína substituída para obter a beta-lactamase E166Cf correspondente. Originalmente, a beta-lactamase não contém resíduos de cisteína na sua estrutura, pelo que a adição do fluoróforo, que requer um grupo sulfidrilo livre, não pôde ser efectuada. Por este motivo, o resíduo Glu-166 foi substituído por cisteína por mutagénese dirigida ao local para conseguir a incorporação da fluoresceína-5-maleimida correspondente [20]. A principal caraterística desta estirpe mutante é a diminuição da sua atividade catalítica. A eficiência catalítica da E166Cf em relação a vários antibióticos beta-lactâmicos é comparável à da E166C, indicando que a estrutura do sítio ativo se mantém após a modificação [2].

O produto obtido, E166Cf, quando se adicionam antibióticos betalactâmicos à solução, apresenta um aumento considerável da fluorescência a 515nm em função da concentração do antibiótico presente no meio (Fig. 16) [2].

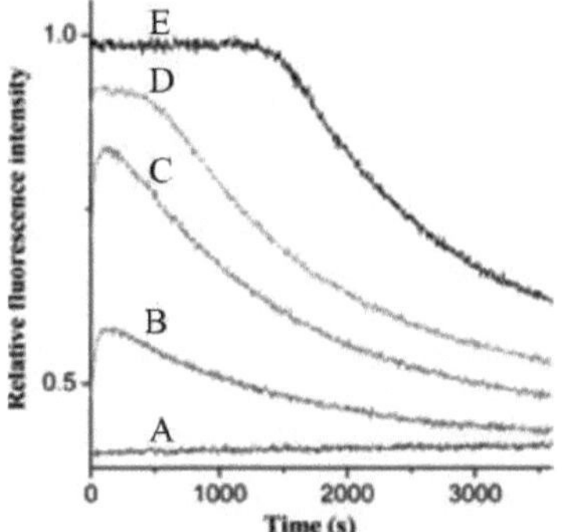

Figura 16. Espectro de fluorescência da E166Cf na presença de penicilina G a 515nm. A: 0,12μM da enzima E166Cf. B, C, D, E: após adição de 0,1, 1, 10 e 100μM de penicilina G, respetivamente [2].

Por último, para compreender o aumento da fluorescência após a adição de um antibiótico, foi construído um modelo molecular para a penicilina. Neste contexto, determinou-se que a molécula de fluoresceína, antes da adição do fármaco, se encontra no interior da bolsa, perto do local de ligação, da E166Cf, mas que, posteriormente, quando a penicilina é adicionada, a molécula é deslocada e exposta ao solvente, o que provoca o aumento da fluorescência (Fig. 17) [2] [2].

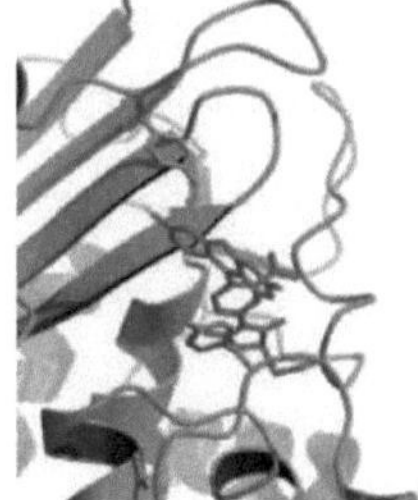

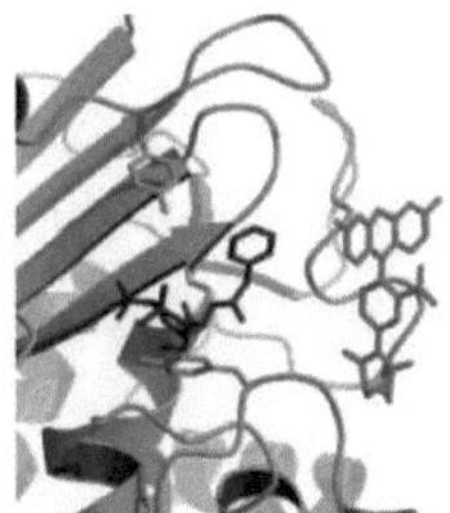

Modelo molecular da fluoresceína ligada (cinzento claro) à E166Cf antes (esquerda) e depois (direita) da ligação à penicilina (cinzento escuro).

c. Necessidade de utilizar o biossensor PenPC

Como mencionado, os antibióticos beta-lactâmicos são as principais drogas antibacterianas utilizadas para o tratamento de infecções em pacientes, principalmente na área de UTI de clínicas ou hospitais. Para garantir a eficácia destes compostos, considerando o seu mecanismo, o ideal é manter a sua concentração acima de um determinado valor, que depende do fármaco utilizado e do organismo alvo; por esta razão é necessário ter um método de rotina para determinar esta concentração e fazer os ajustes de dose correspondentes para alcançar o sucesso terapêutico desejado, para cumprir o objetivo, este método deve ser rápido, simples e preciso. Atualmente, a técnica dominante para a determinação dos níveis de antibióticos é a HPLC que, apesar do seu virtuosismo em termos de exatidão, sensibilidade e precisão, apenas permite a medição de uma amostra de cada vez, o que a torna uma técnica lenta quando é necessária a concentração de mais do que um doente ou de várias amostras ao mesmo tempo. Por este motivo, é necessário o acesso a um método rápido que permita a medição de, por exemplo, várias amostras em simultâneo. Por este motivo, no Laboratório de Investigação Molecular do Departamento de Cuidados Intensivos do Hospital Clínico da Universidade Católica, está a ser estudada a utilização do referido biossensor para a determinação das concentrações de antibióticos beta-lactâmicos em amostras clinicamente relevantes, técnica que, com vantagem, permite a medição de até 96 amostras em simultâneo. Este desenvolvimento profissional adicional centra-se na caraterização da resposta fluorescente do biossensor PenPC a agentes que contêm um anel beta-lactâmico, a fim de implementar um método único que permita a utilização rotineira desta técnica.

CAPÍTULO II. OBJECTIVOS

i. Objetivo geral:

Caracterizar o comportamento fluorescente do biossensor PenPC ao longo do tempo induzido por diferentes concentrações de antibióticos beta-lactâmicos, inibidores da beta-lactamase e misturas comerciais de ambos os compostos, a fim de estabelecer um método para estimar as concentrações destes compostos em amostras clinicamente relevantes.

ii. Objectivos específicos:

a. Caracterizar o perfil de fluorescência induzido no biossensor PenPC por diferentes concentrações de antibióticos beta-lactâmicos, inibidores da beta-lactamase e composições comerciais que incluam ambos os compostos.

b. Modelar um padrão de fluorescência previsível que permita estimar a concentração do agente em estudo.

c. Determinar o efeito dos inibidores da beta-lactamase no perfil de fluorescência induzido no biossensor PenPC por diferentes concentrações de antibióticos beta-lactâmicos, a fim de estimar a forma como a presença de inibidores pode afetar a estimativa da concentração dos antibióticos quando estes se encontram em misturas.

CAPÍTULO III. PLANO DE TRABALHO

i. Compostos utilizados:

Os seguintes compostos foram utilizados para atingir os objectivos deste trabalho:

a. Antibióticos beta-lactâmicos:

A. Meropenem

B. Cefazolina

C. Benzilpenicilina

D. Amoxicilina

E. Ampicilina

b. Inibidores da beta-lactamase:

A. Ácido clavulânico

B. Sulbactam

c. Misturas comerciais (antibióticos beta-lactâmicos/inibidores da beta-lactamase)

A. Ampicilina/Sulbactam

B. Amoxicilina/ácido clavulânico

A escolha dos antibióticos para este estudo baseou-se na caraterização de compostos pertencentes às diferentes famílias estruturais de antibióticos beta-lactâmicos em que a resistência à degradação por beta-lactamases é uma qualidade discriminante. No caso das misturas comerciais e dos inibidores de beta-lactamases utilizados, foram escolhidos os disponíveis no mercado.

ii. Preparação de compostos:

Foram efectuadas diluições em série para trabalhar com concentrações de

10^{-3} M, 10^{-4} M, 10^{-5} M, $5x10^{-6}$ M, 10^{-6} M, $5x10^{-7}$ M, 10^{-7} M, $5x10^{-8}$ M, 10^{-8} M de acordo com o antibiótico utilizado. A preparação de cada uma das concentrações é pormenorizada a seguir:

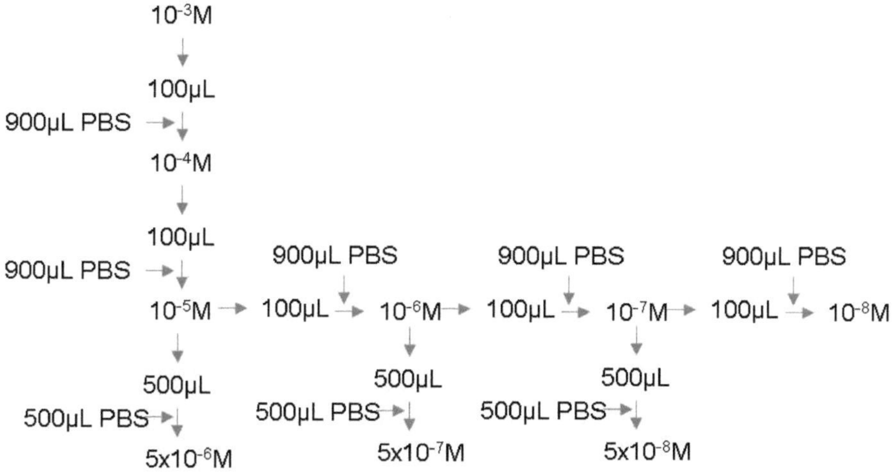

Preparação das diferentes concentrações dos compostos a ensaiar

A preparação de cada um dos compostos utilizados neste trabalho é pormenorizada a seguir.

a. Meropenem:

O antibiótico foi dissolvido em 10mL de soro fisiológico para obter uma solução de concentração 130mM, que foi posteriormente diluída para uma concentração de 13mM, da qual foram extraídos 77µL e misturados com 923µL de PBS para obter a solução de concentração 10^{-3} M. Neste caso, foram utilizadas concentrações de 10^{-4} M, 10^{-5} M, 10^{-6} M, $5x10^{-7}$ M, 10^{-7} M, $5x10^{-8}$ M, 10 M.$^{-8}$

b. Cefazolina:

O antibiótico foi dissolvido em 5mL de soro fisiológico para obter uma solução com concentração igual a 440mM, depois foram extraídos 100µL desta solução e misturados com 900µL de PBS para obter uma solução com concentração de 44mM, depois foram extraídos 100µL desta solução e adicionados 900µL de PBS para obter uma solução de 4,4mM. Para obter a solução de concentração 10^{-3} M, foram retirados 227µL desta última solução e adicionados 773µL de PBS. No caso da cefazolina, foram utilizadas concentrações de 10^{-4} M, 10^{-5} M, 10^{-6} M, $5x10^{-7}$ M, 10^{-7} M, $5x10^{-8}$ M, 10 M.$^{-8}$

c. Benzilpenicilina:

O antibiótico foi dissolvido em 5mL de soro fisiológico para obter uma solução com uma concentração igual a 718mM, depois foram retirados 100µL desta e misturados com 900µL de PBS para gerar uma solução de 71,8mM, Em seguida, foram extraídos 100µL desta última e adicionados 900µL de PBS, obtendo-se uma solução de 7,18mM. A partir desta, foi preparada a solução de 10^{-3} M, para a qual foram retirados 139µL da última solução preparada e misturados com 861 µL de PBS. Para este composto, foram utilizadas as concentrações de 10^{-3} M, 10^{-4} M, 10^{-5} M, $5x10^{-6}$ M, 10^{-6} M, $5x10^{-7}$ M, 10 M.$^{-7}$

d. Amoxicilina

No caso da amoxicilina, não foi obtida uma solução como nos compostos anteriores, pois sua apresentação farmacêutica é na forma de suspensão. O antibiótico foi dissolvido em 50mL de soro fisiológico para se obter uma suspensão de concentração igual a 99,3mM, depois 100µL desta foi extraída e misturada com 900µL de PBS, obtendo-se uma suspensão de concentração igual a 9,93mM a partir da qual se preparou a suspensão de 10^{-3} M retirando 100µL da mesma e misturando-os com 900µL de PBS. Para este composto, foram utilizadas as concentrações de 10^{-4} M, 10^{-5} M, $5x10^{-6}$ M, 10^{-6} M, $5x10^{-7}$ M, 10^{-7} M, $5x10^{-8}$ M, 10 M.$^{-8}$

e. Ampicilina

O composto foi dissolvido em 5mL de solução salina para obter uma solução de concentração 269mM da qual 100µL foram extraídos e misturados com

900µL de PBS para gerar uma solução com concentração igual a 26,9mM da qual 100µL foram retirados novamente adicionando 900µL de PBS para finalmente ter uma solução de 2,69mM, então, para gerar a solução de concentração igual a 10^{-3} M, 372µL da última solução preparada foram extraídos e misturados com 628µL de PBS. Para este antibiótico, foram utilizadas concentrações de 10^{-4} M, 10^{-5} M, 10^{-6} M, $5x10^{-7}$ M, 10^{-7} M, $5x10^{-8}$ M, 10 M.$^{-8}$

f. Ácido clavulânico:

Este composto apresenta-se sob a forma de clavulanato de potássio, do qual 1,19 g é equivalente a 1 g de ácido clavulânico. Para a preparação do composto, 100 mg de clavulanato de potássio foram tomados e dissolvidos em 5 mL de água destilada para obter uma solução de concentração 84,3 mM, da qual 100 µL foram tomados e misturados com 900 µL de PBS para obter uma solução de concentração 8,43 mM. Para a preparação da solução de concentração 10-3M, foram retirados 118,6µL da última solução preparada e adicionados 881,4µL de PBS. Para o ácido clavulânico, foram utilizadas concentrações de 10^{-4} M, 10^{-5} M, 10^{-6} M, $5x10^{-7}$ M, 10^{-7} M, $5x10^{-8}$ M, 10 M.$^{-8}$

g. Sulbactam:

O composto foi dissolvido em 2mL de água destilada, o pequeno volume em que foi dissolvido, em comparação com os compostos anteriores, deve-se à pequena quantidade disponível, que correspondia a 10mg. Ao ser dissolvido, obteve-se uma solução de concentração 21,4mM, que foi então diluída extraindo-se 100µL da mesma e adicionando-se 900µL de PBS para gerar uma solução de 2,14mM, em seguida extraiu-se 100µL desta última e misturou-se com 900µL de PBS para obter uma solução com concentração igual a 0,214mM. Finalmente, da última solução preparada, foram retirados 234µL e adicionados 766µL de PBS para obter uma solução com uma concentração de $5x10^{-5}$ M. No caso do sulbactam, foram utilizadas diferentes concentrações, considerando a proporção em que se encontra nas preparações comerciais juntamente com a ampicilina, que é de 1:2, pelo que se consideraram as concentrações de ampicilina utilizadas e se calculou metade de cada uma delas para este composto, sendo os valores utilizados $5x10^{-5}$ M, $5x10^{-6}$ M, $5x10^{-7}$ M, $2,5x10^{-7}$ M, $5x10^{-8}$ M, $2,5x10^{-8}$ M, 5x10 M.$^{-9}$

h. Sulbactam/Ampicilina:

O composto foi dissolvido em 20mL de solução salina para obter uma solução de concentração 119,5mM, que foi levada a uma concentração de 11,95mM extraindo 100μL da primeira e misturando-a com 900μL de PBS, da mesma forma, foi preparada uma solução de concentração igual a 1,195mM. Desta última solução, foram extraídos 163μL e misturados com 837μL de PBS para obter a solução de 10^{-3} M. Para este composto foram utilizadas concentrações de 10^{-4} M, 10^{-5} M, 10^{-6} M, $5x10^{-7}$ M, 10^{-7} M, $5x10^{-8}$ M, 10 M.$^{-8}$

i. Amoxicilina/ácido clavulânico:

Neste caso, tal como para a amoxicilina, foi obtida uma suspensão, uma vez que a sua apresentação não está disponível em solução. O composto foi dissolvido em 70mL de soro fisiológico para obter uma suspensão de concentração 139mM, da qual foram extraídos 100μL e misturados com 900μL de PBS para obter uma suspensão de concentração 13,9mM. Desta suspensão, foram retirados 71,9μL e adicionados 928,1μL de PBS para obter a suspensão de concentração 10^{-3} M. Para esta mistura, foram utilizadas concentrações de 10^{-4} M, 10^{-5} M, 10^{-6} M, $5x10^{-7}$ M, 10^{-7} M, $5x10^{-8}$ M, 10 M.$^{-8}$

iii. Preparação de biossensores

A concentração da solução do biossensor PenPC utilizada corresponde a $5x10^{-8}$ M para a qual foram preparados lotes de 50mL a partir de 75μL de biossensor PenPC mais 450,4μL de albumina de soro bovino (BSA) e completando o volume com 1x PBS com 49,5mL. Por fim, é submetido a uma agitação suave durante um curto período de tempo.

Foram também utilizadas diluições da mesma solução, uma a meia concentração e a outra a um terço da concentração. Para a primeira, foram tomados 7mL da solução inicial e misturados com 7mL de PBS, e para a que corresponde à concentração de um terço, foram medidos 5mL da solução padrão e adicionados 10mL de PBS.

iv. Preparação de placas de 96 poços

Para a medição das amostras de antibióticos analisadas, foram utilizadas placas de 96 poços, nas quais foram colocados 10µL de antibiótico em cada poço, juntamente com 190µL de biossensor para posterior análise. A distribuição do tipo de antibiótico por placa variou consoante a disponibilidade dos antibióticos na altura. As concentrações na placa foram distribuídas da mais diluída para a mais concentrada, incluindo o valor 0 como controlo, no qual é medida a fluorescência intrínseca emitida pelo biossensor (Esquema 2).

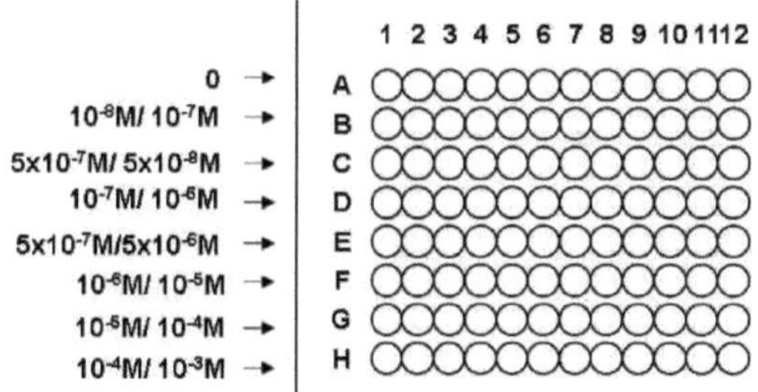

Distribuição das concentrações numa placa de 96 poços

v. Medição de amostras

A medição das amostras foi efectuada com um leitor múltiplo Sinergy, no qual a fluorescência emitida pela reação do biossensor PenPC com os diferentes antibióticos é determinada ao longo do tempo (resolvida no tempo). Utilizou-se uma excitação de 485/20, caraterística da cor verde, uma emissão de 528/20, uma posição ótica de 510nm e um ganho fixo de 75. O tempo a que todas as amostras foram sujeitas para a determinação foi de 90 minutos com um intervalo de medição de 30, 40 ou 60 segundos, dependendo do número de amostras contidas na placa, sendo cada amostra medida em triplicado para cada antibiótico.

vi. Processamento de dados

O tratamento dos dados, depois de obtidos a partir do leitor múltiplo Sinergy, baseou-se na publicação recente de Andresen et al [9] e foi depois processado com o GraphPad Prism 5, Origin e Excel.

Resumidamente, como se mostra na figura 18, os dados obtidos foram introduzidos no GraphPad Prism, depois calculou-se a média das três medições de cada série e posteriormente subtraiu-se a curva 0 para eliminar a fluorescência intrínseca emitida pelo biossensor PenPC. De seguida, calculou-se a área sob a curva nas curvas obtidas para cada uma das concentrações, cujos valores são finalmente ajustados à curva de Boltzman através do gráfico correspondente versus as concentrações [9].

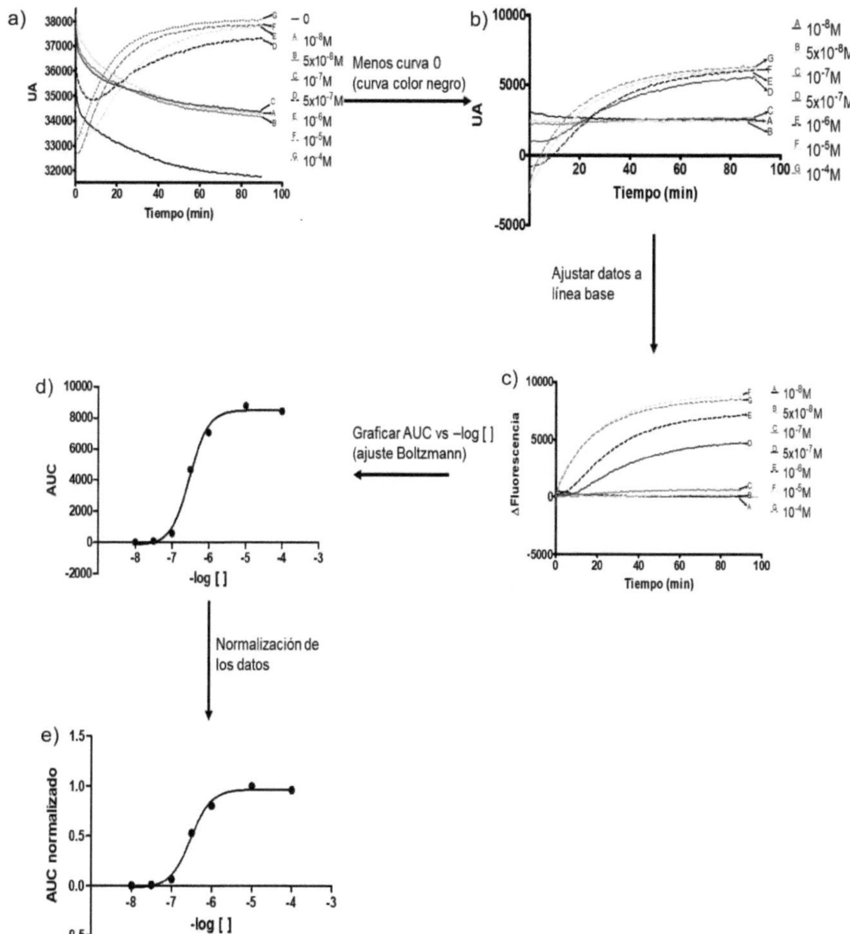

Figura 18. Etapas do processamento de dados para os compostos utilizados no estudo. a) Dados em bruto obtidos a partir do multilector Sinergy. b) Dados menos a curva 0. c) Curvas de meropenem ajustadas à linha de base. d) Curva de Boltzmann obtida traçando a área sob a curva das curvas da figura c) versus a concentração de antibiótico. e) Curva de Boltzmann da figura d) normalizada.

CAPÍTULO IV. RESULTADOS E DISCUSSÃO

Os resultados obtidos para os seguintes objectivos específicos podem ser vistos abaixo:

a. Caracterizar o perfil de fluorescência induzido no biossensor PenPC por diferentes concentrações de antibióticos beta-lactâmicos, inibidores da beta-lactamase e composições comerciais que incluam ambos os compostos.

b. Modelar um padrão de fluorescência previsível que permita estimar a concentração do agente em estudo.

a. Antibióticos individuais:

1. Meropenem

Foi avaliada a resposta fluorescente do biossensor PenPc a diferentes concentrações de Meropenem (de 10^{-8} M a 10^{-4} M).

Os dados recolhidos foram analisados utilizando os passos previamente ilustrados no capítulo do plano de trabalho na figura 18, onde se podem ver os passos seguidos para chegar aos perfis de fluorescência e às curvas de Boltzmann para cada composto. A eliminação da curva de base, da fluorescência de fundo ou intrínseca, bem como o ajuste dos dados à linha de base são os passos preliminares para efetuar a análise.

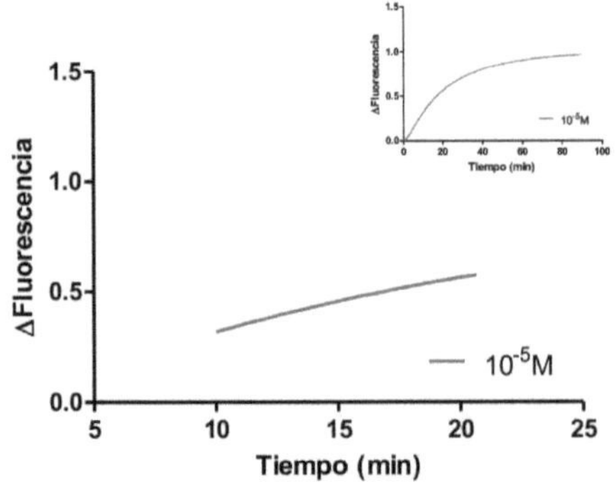

Figura 19. Variação líquida da intensidade de fluorescência ao longo do tempo, induzida pela

concentração de 10^{5} M entre os minutos 10 e 20. Detalhe: variação líquida da intensidade de fluorescência ao longo do tempo, induzida pela concentração de 10^{-5} M em 90 minutos.

No caso do meropenem, os níveis de fluorescência intrínseca do biossensor PenPC apresentaram uma curva progressivamente crescente em função do tempo (Fig. 19). Esta curva apresentou um bom comportamento de ajuste a uma curva do tipo Michaelis-Menten, provavelmente devido à sua natureza enzimática. Especulamos que o aumento da fluorescência ao longo do tempo observado no biossensor é o resultado do aumento, também progressivo, da proporção de biossensor ligado ao antibiótico relativamente ao biossensor livre.

Por exemplo, no minuto 20 da medição, os níveis de fluorescência eram, para qualquer uma das curvas analisadas, mais elevados do que no minuto 10. Ou seja, à medida que o tempo avança, há mais partículas de antibiótico ligadas ao biossensor PenPC (Fig. 19), o que se reflecte no aumento da fluorescência do biossensor.

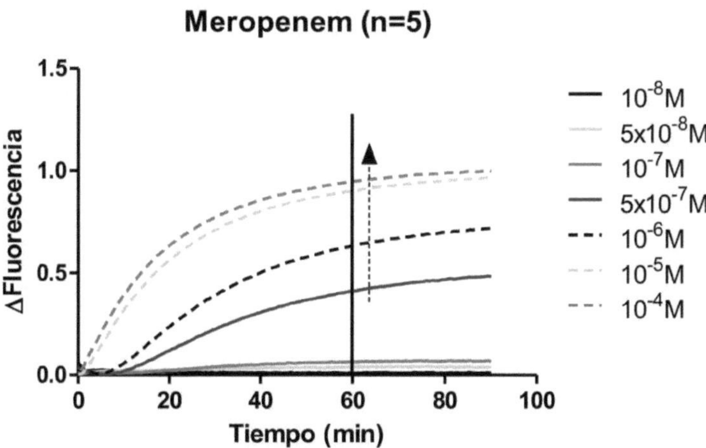

Figura 20. Variação líquida da intensidade de fluorescência ao longo do tempo, induzida por diferentes concentrações de meropenem. A linha a tracejado indica a comparação da curva num determinado momento. A seta no lado direito da linha indica o aumento da fluorescência entre as diferentes curvas.

Num determinado momento, os níveis de fluorescência estão

correlacionados com a concentração de antibiótico presente no meio (Fig. 20). Esta correlação foi ajustada a uma curva logística do tipo Boltzmann ou de 4 parâmetros (4PL). Este facto sugere que os níveis de fluorescência em cada momento são o resultado de uma distribuição populacional do biossensor limitada a dois estados possíveis, sendo um deles um estado ligado ao antibiótico e o outro livre de antibiótico, razão pela qual, considerando que a baixas concentrações do antibiótico o biossensor está livre e não ligado ao composto e a concentrações mais elevadas do antibiótico está ligado, atingindo nalguns casos níveis de saturação, enquadra-se bem neste tipo de gráfico, semelhante, por exemplo, à distribuição de spin dos electrões estudada por Boltzmann. Além disso, um dos parâmetros derivados desta análise corresponde ao V50, que pode ser interpretado como a concentração de antibiótico necessária para ocupar 50% do biossensor presente no meio e que também apresenta uma qualidade de identificação entre antibióticos (anexos, tabela 3).

A análise dos dados obtidos foi efectuada de forma a ajustar os dados, para o que os valores máximos de cada curva foram traçados contra as concentrações correspondentes e depois ajustados a uma curva de Boltzman (Fig. 21), o ponto de inflexão no caso do meropenem corresponde à concentração de 10 M.$^{-6.132}$

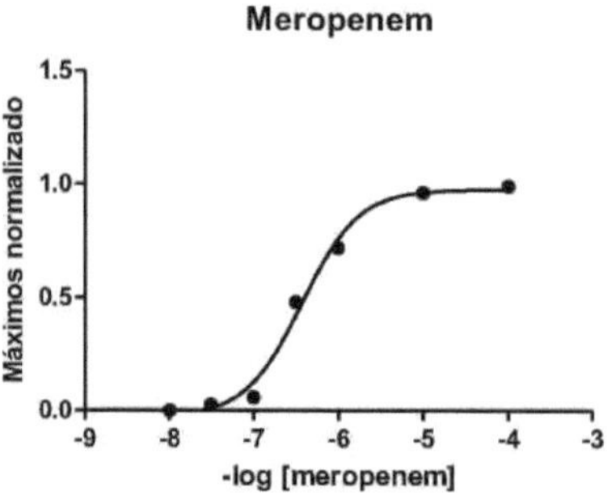

Figura 21. Curva de Boltzmann do meropenem. Os valores do eixo y correspondem aos valores normalizados dos valores originais.

2. Cefazolina

A Figura 22 mostra o perfil de fluorescência induzido no biossensor PenPC por diferentes concentrações de cefazolina.

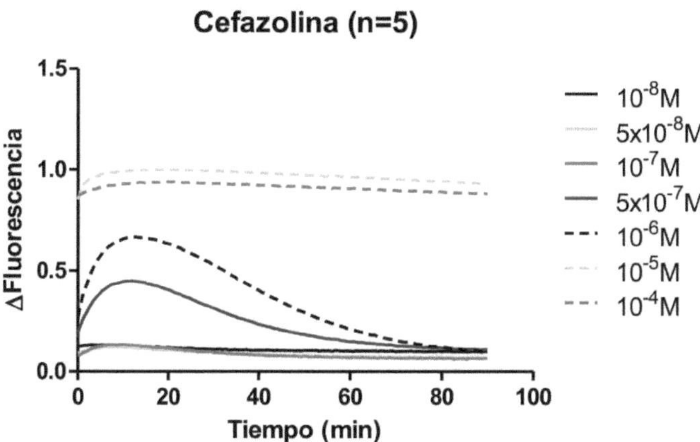

Figura 22. Variação líquida da intensidade de fluorescência ao longo do tempo, induzida por diferentes concentrações de cefazolina.

No caso da cefazolina, os níveis de fluorescência intrínseca do biossensor PenPC apresentaram um padrão de curva diferente do observado para o meropenem (Fig. 22). Este último apresenta curvas que mostram primeiro um aumento rápido dos níveis de fluorescência, seguido de uma descida dos níveis de fluorescência. Muito provavelmente, o aumento da fluorescência nos primeiros tempos, tal como acontece com o meropenem, resulta do aumento, também progressivo, da proporção de biossensor ligado ao antibiótico em relação ao biossensor livre. Para curvas inferiores a 1 mM, no minuto 10, os níveis de fluorescência eram mais elevados do que no minuto 5, bem como no minuto 40. No que diz respeito à queda, esta pode provavelmente ser explicada pela atividade da beta-lactamase que o biossensor manteria [16], relacionada com a capacidade de degradar o anel beta-lactâmico presente, fazendo com que o composto se dissocie do biossensor PenPC, onde a perda de fluorescência ao longo do tempo poderia ser o resultado da diminuição da proporção do biossensor ligado ao antibiótico em relação ao biossensor livre. Ou seja, num segundo tempo, após a hidrólise do substrato, há menos partículas ligadas ao biossensor, o que se reflecte numa diminuição da fluorescência intrínseca do biossensor. Isto explicaria o facto de, a concentrações elevadas de cefazolina, não se observar o fenómeno de dropout na segunda fase, o que poderia ser devido à saturação do sistema, considerando que, se o tempo do estudo fosse prolongado, o fenómeno de dropout seria provavelmente observado.

No caso da cefazolina, nas concentrações mais baixas (10^{-8} M, $5x10^{-8}$ M, 10^{-7} M) do antibiótico, observou-se um ligeiro aumento da fluorescência induzida pelo biossensor, depois, nas concentrações intermédias ($5x10^{-7}$ M, 10^{-6} M) observou-se um aumento considerável da fluorescência, que após um período de tempo, cerca de 20 minutos, começou a diminuir até atingir um nível semelhante ao das concentrações mais baixas por volta dos 90 minutos. Nas concentrações mais elevadas (10^{-5} M, 10^{-4} M), a fluorescência induzida pelo biossensor em contacto com o antibiótico manteve-se elevada e, mesmo no final do tempo de estudo, não se observou qualquer diminuição (Fig. 20).

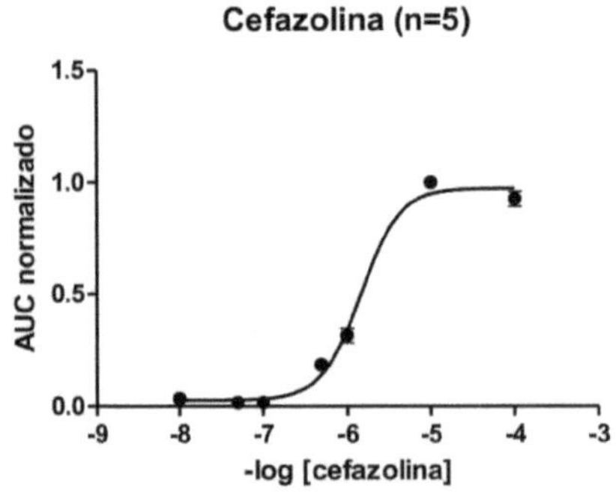

Figura 23. Curva de Boltzmann para a cefazolina. Os valores no eixo y correspondem aos valores normalizados dos valores originais.

Isto demonstrou a incapacidade de extrapolar o método deduzido para o meropenem para outros antibióticos beta-lactâmicos que apresentam um comportamento sensível à atividade da lactamase do biossensor PenPc. Por conseguinte, para estes compostos, a integração da variável tempo deve ser considerada na análise a desenvolver, razão pela qual a área sob a curva (AUC) foi utilizada para integrar a variação da fluorescência ocorrida durante o tempo de medição (Fig. 23). Assim, a correlação da área sob a curva versus as concentrações de antibiótico utilizadas mostrou um ajuste da curva de Boltzmann com um coeficiente de regressão de r^2 = 0,9790, indicando a escolha adequada do método e do tipo de análise a efetuar para os antibióticos sensíveis à atividade da lactamase.

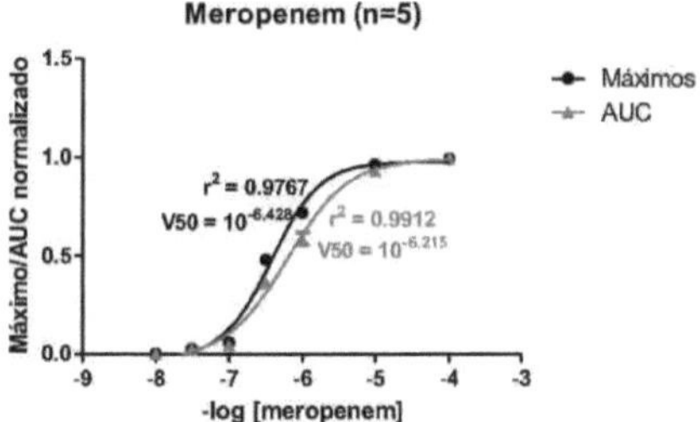

Figura 24. Curva de Boltzmann do meropenem, comparando as curvas obtidas com os valores máximos (preto) e a AUC (cinzento). Os valores do eixo y correspondem aos valores normalizados dos valores originais.

Considerando que é ideal ter um único método de análise para todos os compostos, foi efectuado o método de análise da AUC acima descrito para o meropenem (Fig. 24). Foi observada uma curva do tipo Boltzmann com um coeficiente de regressão (r^2) de 0,9912. Por conseguinte, o método que considera a integração da alteração da fluorescência ao longo do tempo provou ser útil para todos os antibióticos beta-lactâmicos, independentemente da sua sensibilidade à atividade da lactamase. Este facto foi confirmado pelas determinações seguintes com antibióticos como a benzilpenicilina, a amoxicilina e a ampicilina.

3. Benzilpenicilina

A Figura 25 mostra o perfil de fluorescência induzido por diferentes concentrações de benzilpenicilina no biossensor PenPC.

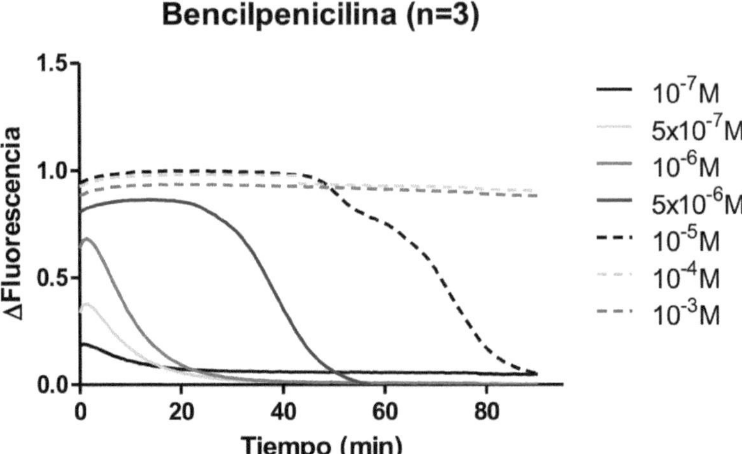

Figura 25. Variação líquida da intensidade de fluorescência ao longo do tempo, induzida por diferentes concentrações de benzilpenicilina.

Neste caso, foram excluídas as concentrações de 10^{-8} M e $5x10^{-8}$ M e foram adicionadas $5x10^{-6}$ M e 10^{-3} M. Em concentrações entre 10^{-7} M e 10^{-6} M, observou-se um aumento rápido da fluorescência induzida pelo antibiótico no biossensor PenPC, seguido de uma diminuição rápida da fluorescência. Nas concentrações compreendidas entre $5x10^{-6}$ M e 10^{-3} M, os níveis máximos de fluorescência induzidos pela benzilpenicilina foram superiores aos das concentrações anteriores e mantiveram-se ao longo do tempo, com exceção das concentrações correspondentes a $5x10^{-6}$ M e 10^{-5} M, que apresentaram uma diminuição dos níveis de fluorescência induzidos no biossensor PenPC (Fig. 25). O perfil obtido para a benzilpenicilina confirmaria que esta corresponde ao antibiótico mais sensível da família dos beta-lactâmicos, uma vez que o perfil obtido segue o padrão anteriormente observado para a cefazolina, mas com tempos de decaimento mais curtos, o que indicaria uma degradação precoce do composto.

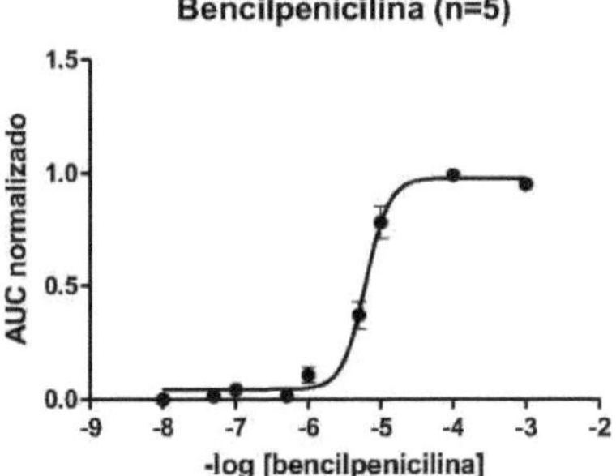

Figura 26. Curva de Boltzmann para a benzilpenicilina. Os valores no eixo y são os correspondentes aos valores normalizados dos valores originais.

Os resultados obtidos foram ajustados a uma curva de Boltzmann, como descrito acima, usando AUC, dando um valor de V50 igual a $10^{-5.208}$ M (Fig. 26).

4. Amoxicilina

A figura abaixo mostra a variação líquida da intensidade de fluorescência ao longo do tempo para diferentes concentrações de amoxicilina.

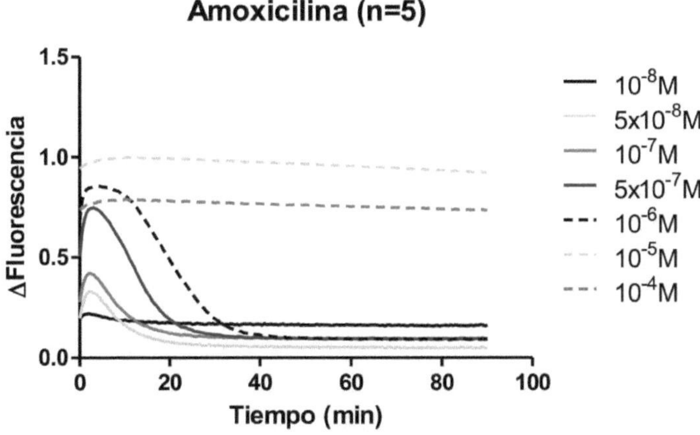

Figura 27. Variação líquida da intensidade de fluorescência ao longo do tempo induzida por diferentes concentrações de amoxicilina.

Para concentrações compreendidas entre 10^{-8} M e 10^{-6} M, observou-se um aumento da fluorescência induzida ao longo do tempo no biossensor PenPC, atingindo um pico, que atingiu níveis mais elevados de fluorescência à medida que os valores da concentração aumentavam, os quais, após alguns minutos, começaram a diminuir. Para as concentrações correspondentes a 10^{-5} M e 10^{-4} M, observou-se que foram atingidos níveis mais elevados de fluorescência induzida no biossensor PenPC, que se mantiveram ao longo do tempo, pelo menos durante o período em que o estudo foi efectuado (Fig. 27). Tal como no caso da benzilpenicilina, a amoxicilina pertence à família das penicilinas e o perfil obtido sugere que é também um dos compostos mais sensíveis devido à rápida queda da fluorescência ao longo do tempo. A amoxicilina, ao contrário dos compostos anteriores, tem uma apresentação farmacêutica correspondente a uma suspensão e não a uma solução. No entanto, esta condição não interferiu com a emissão de fluorescência induzida pelo antibiótico no biossensor PenPC.

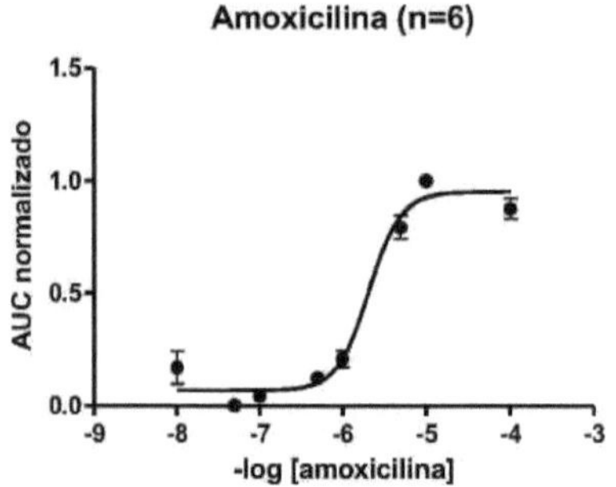

Figura 28. Curva de Boltzmann para a amoxicilina. Os valores do eixo y são os correspondentes aos valores normalizados dos valores originais.

De seguida, para ajustar os dados a uma curva de Boltzman, utilizou-se a AUC de cada uma das curvas obtidas anteriormente, seguindo o procedimento descrito acima, obtendo-se um V50 correspondente à concentração de $10^{-5.677}$ M (Fig. 28).

5. Ampicilina

O perfil de fluorescência induzido por diferentes concentrações de ampicilina no biossensor PenPC pode ser visto na figura 29.

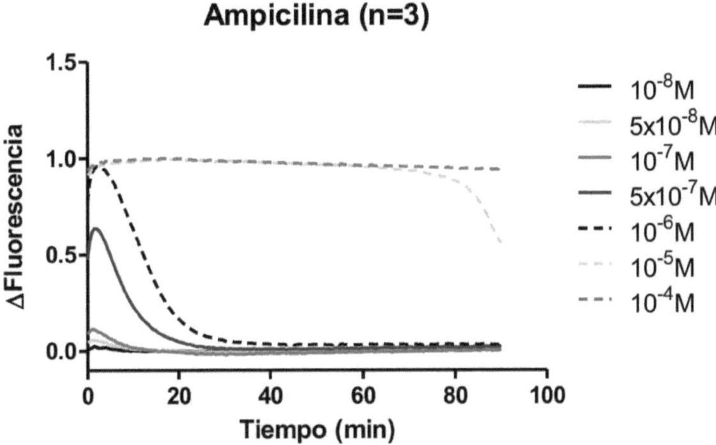

Figura 29. Variação líquida da intensidade de fluorescência ao longo do tempo, induzida por diferentes concentrações de ampicilina.

A concentrações entre 10^{-8} M e 10^{-7} M, observaram-se baixos níveis máximos de fluorescência induzidos no biossensor PenPC pelo antibiótico em estudo, que após algum tempo diminuíram ainda mais. De seguida, nas concentrações correspondentes a $5x10^{-7}$ M e 10^{-6} M, observou-se que os níveis de fluorescência atingiram valores mais elevados do que nas curvas anteriores, com máximos diferentes consoante a concentração, que após alguns minutos apresentaram uma diminuição da fluorescência induzida no biossensor PenPC. Finalmente, nas concentrações de 10^{-5} M e 10^{-4} M, verificou-se que os níveis de fluorescência atingidos foram ainda mais elevados e, ao contrário das concentrações anteriores, estes mantiveram-se ao longo do tempo sem queda, pelo menos no tempo em que o estudo foi efectuado, exceção feita à curva correspondente à concentração de 10^{-5} M que apresentou uma ligeira queda no final dos 90 minutos (Fig. 29). O perfil observado para a ampicilina é semelhante ao de outros antibióticos sensíveis presentes no estudo como a benzilpenicilina e a amoxicilina, onde se observa que também corresponderia a um antibiótico sensível devido à queda observada nos níveis de fluorescência.

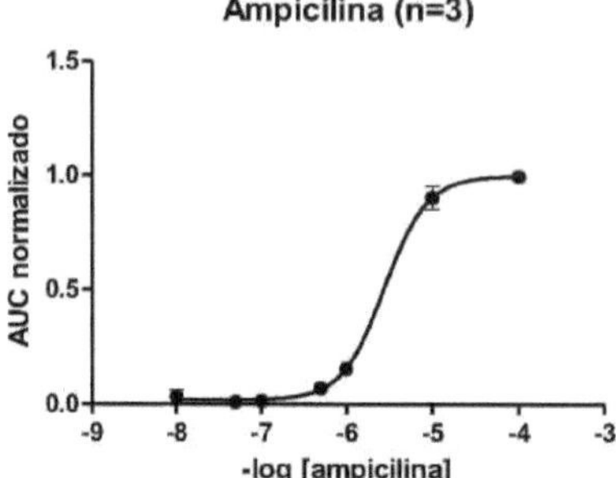

Figura 30. Curva de Boltzmann para a ampicilina. Os valores do eixo y são os correspondentes aos valores normalizados dos valores originais.

Os resultados foram então ajustados à curva de Boltzmann utilizando a área sob a curva, como descrito acima, dando um V50 de $10^{-5.552}$ M (Fig. 30).

Em resumo, foi efectuada a caraterização da resposta fluorescente do biossensor induzida por diferentes concentrações de meropenem, cefazolina, benzilpenicilina, amoxicilina e ampicilina, que são os principais representantes das diferentes famílias de antibióticos beta-lactâmicos.

A primeira observação foi que os perfis de fluorescência dos diferentes antibióticos estudados podem ser classificados de acordo com a sua resistência à degradação por beta-lactamases, permitindo a observação de diferentes perfis de fluorescência. Desta forma, os antibióticos sensíveis apresentaram perfis de fluorescência com um pico inicial seguido de uma diminuição no tempo que pode ser explicada por uma capacidade catalítica residual do biossensor, o que leva à degradação subsequente dos compostos sensíveis e à sua consequente dissociação do biossensor, resultando numa diminuição da fluorescência. A exceção ao acima referido foi observada nas concentrações mais elevadas (10^{-5} M, 10^{-4} M, 10-3M) e pode ser explicada pela saturação do sistema, considerando que, se o tempo do estudo fosse prolongado, o fenómeno de dropout seria provavelmente observado. Consistente com estas proposições, o meropenem apresentou um perfil com as curvas mais estáveis, consistente com a sua conhecida resistência à degradação por lactamases (Fig. 20).

Uma segunda observação foi que a integração da variável tempo nas análises, utilizando a área sob a curva de fluorescência, provou ser um método único de análise adequado para todos os antibióticos, independentemente da sua sensibilidade à atividade da lactamase. Em resumo, o método desenvolvido por nós [9] pode ser utilizado para quantificar a concentração dos antibióticos beta-lactâmicos.

b. Inibidores da beta-lactamase

1. Ácido clavulânico

A Figura 31 mostra o perfil de fluorescência induzido no biossensor PenPC obtido por diferentes concentrações de ácido clavulânico.

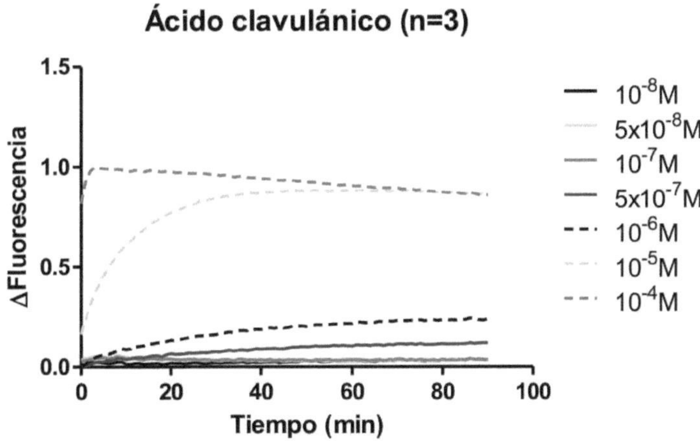

Figura 31. Variação líquida da intensidade de fluorescência ao longo do tempo, induzida por diferentes concentrações de ácido clavulânico.

A alteração da intensidade de fluorescência induzida no biossensor PenPC ao longo do tempo pelo ácido clavulânico em concentrações na gama 1Q^{-8} M - 1Q^{-7} M mostrou níveis de fluorescência indistinguíveis dos níveis basais. Em seguida, na gama de concentrações entre 5x1 Q M - 1Q^{-7-4} M, o ácido clavulânico induziu níveis mais elevados de fluorescência no biossensor do que nas concentrações anteriores (Fig. 31). Assim, os resultados sugerem que em concentrações inferiores a $5x1Q^{-7}$ M a população do biossensor associada ao ácido clavulânico é negligenciável, o que tem validade empírica nos baixos níveis de fluorescência atingidos nestas concentrações e um suporte teórico dado pelo Km descrito entre o composto e o TEM-1 que corresponde a um valor de 0,1µM ($1x10^{-7}$ M) [3]. Por outro lado, os perfis de fluorescência induzidos por concentrações mais elevadas ($5x10^{-7}$ M - 10^{-4} M) de ácido clavulânico correlacionaram-se com um aumento da intensidade de fluorescência obtida ao longo do tempo, associado simultaneamente ao aumento do declive na fase inicial. Como descrito, o perfil de fluorescência induzido pelo ácido clavulânico apresenta semelhanças de forma com o perfil induzido pelo meropenem. Este aumento progressivo e irreversível ao longo do tempo da fluorescência induzida no biossensor PenPC pelo ácido clavulânico é consistente com a teoria que suporta o tipo de ligação covalente entre estes agentes [7].

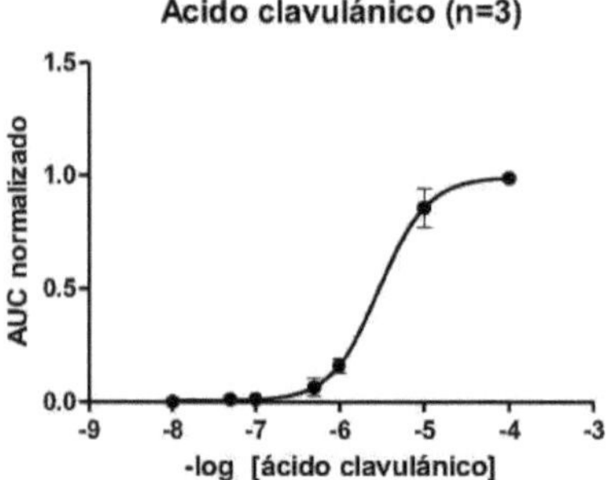

Figura 32. Curva de Boltzmann do ácido clavulânico. Os valores do eixo y são os correspondentes aos valores normalizados dos valores originais.

Os resultados obtidos foram depois ajustados a uma curva de Boltzmann utilizando a AUC, obtendo-se um valor de V50 igual a $10^{-5.524}$ M (Fig. 32).

2. Sulbactam

A figura abaixo mostra a alteração líquida da intensidade de fluorescência induzida no biossensor PenPC por diferentes concentrações do inibidor da beta-lactamase sulbactam

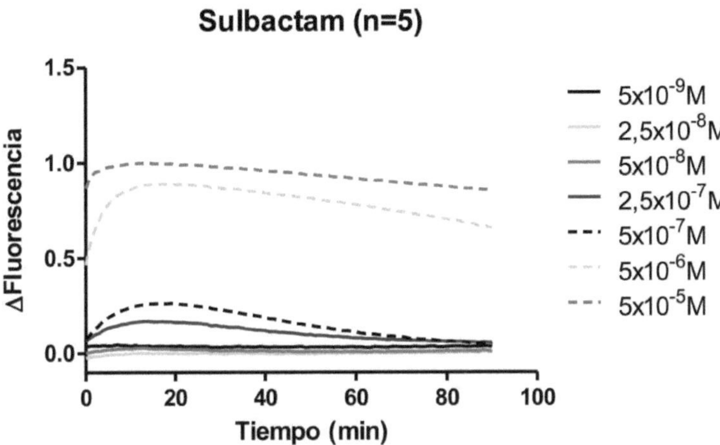

Figura 33. Variação líquida da intensidade de fluorescência ao longo do tempo induzida por diferentes concentrações de sulbactam.

A alteração da intensidade de fluorescência induzida no biossensor PenPC ao longo do tempo pelo sulbactam em concentrações na gama de $5x10^{-9}$ M - $5x10^{-8}$ M mostrou níveis de fluorescência indistinguíveis dos níveis basais. Em seguida, na gama de concentrações entre $2,5x10^{-7}$ M - $5x10^{-5}$ M, o sulbactam induziu no biossensor um aumento progressivo dos níveis de fluorescência em relação às concentrações anteriores, seguido de uma ligeira descida (Fig. 33). Assim, os resultados sugerem que, em concentrações inferiores a $5x10^{-8}$ M, a população do biossensor associada ao sulbactam é insuficiente para aumentar os níveis de fluorescência, o que é apoiado pelo valor de K_m para o TEM-1 publicado para este inibidor, que corresponde a um valor de 1,6μM ($1,6x10^{-6}$ M) [3]. Por outro lado, os perfis de fluorescência induzidos por concentrações mais elevadas ($2,5x10^{-7}$ M - $5x10^{-5}$ M) de sulbactam correlacionaram-se com um aumento da intensidade máxima de fluorescência obtida ao longo do tempo, simultaneamente associado a um aumento do declive da fase inicial, seguido de uma ligeira descida para todos os casos. Assim, surpreendentemente, o sulbactam induziu um perfil de fluorescência no biossensor menos estável do que o esperado, uma vez que corresponde a um composto suicida, caracterizado por uma ligação reversível à enzima [7]. Isto pode ser explicado pelo facto de, apesar da ligação covalente, poder induzir um terceiro estado de fluorescência mais baixa do que o estado associado ao biossensor previamente descrito.

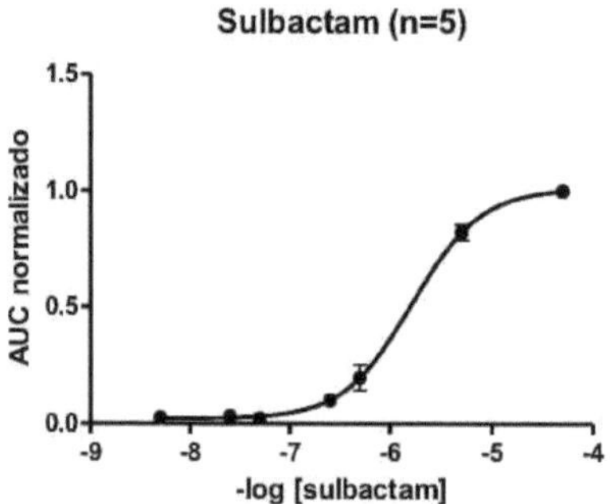

Figura 34. Curva de Boltzmann do sulbactam. Os valores do eixo y são os correspondentes aos valores normalizados dos valores originais.

De seguida, da mesma forma que anteriormente, os resultados obtidos foram ajustados a uma curva de Boltzmann utilizando a AUC para obter um valor de V50 igual a $10^{-5.784}$ M (Fig. 34).

c. Misturas de antibióticos com inibidores da beta- lactamase:

Em seguida, após ter efectuado a caraterização do biossensor com antibióticos individuais, o mesmo procedimento foi realizado com misturas comerciais contendo um antibiótico beta-lactâmico juntamente com um inibidor de beta-lactamase, considerando que o biossensor PenPc é uma beta-lactamase mutada e para ver como interage com esta combinação em que ambos os compostos contêm um anel beta-lactâmico na sua estrutura, que, de um ponto de vista químico, é a parte do antibiótico que a beta-lactamase reconhece para atuar sobre o ingrediente ativo e destruí-lo.

1) Sulbactam/Ampicilina

O perfil de fluorescência induzido no biossensor PenPC por diferentes concentrações da mistura comercial de sulbactam/ampicilina pode ser visto na figura 35.

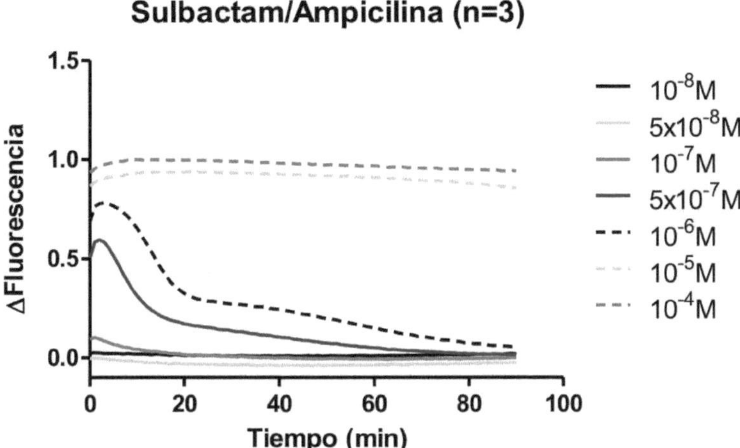

Figura 35. Variação líquida da intensidade de fluorescência ao longo do tempo, induzida por diferentes concentrações de sulbactam/ampicilina.

Em concentrações entre 10^{-8} M e 10^{-7} M, observou-se um ligeiro aumento da fluorescência induzida no biossensor PenPC pela mistura em estudo, que após algum tempo apresentou uma queda. De seguida, nas concentrações de $5x10^{-7}$ M e 10^{-6} M observou-se que a fluorescência induzida pela mistura apresentou um aumento maior do que nas concentrações anteriores com um pico que após algum tempo começou a descer, no entanto, apesar da diminuição dos níveis de fluorescência observados, verificou-se que após a descida foi apresentada uma segunda fase da curva com um ligeiro aumento da fluorescência que de qualquer forma apresentou uma diminuição da fluorescência. Para as concentrações correspondentes a 10^{-4} M e 10^{-3} M, observou-se que os níveis de fluorescência induzidos pela mistura comercial no biossensor PenPC atingiram valores mais elevados em relação às concentrações anteriores, que se mantiveram durante o tempo em que se efectuou a medição sem se observar uma queda da fluorescência, pelo menos durante os 90 minutos do estudo (Fig. 35). No perfil de fluorescência induzido no biossensor PenPC pela mistura comercial analisada, ao contrário dos antibióticos beta-lactâmicos e dos inibidores da beta-lactamase, observou-se a existência de duas fases, uma primeira fase com um pico de fluorescência que diminui após algum tempo, seguida de uma segunda fase com um ligeiro aumento dos níveis de fluorescência que também diminui após alguns minutos. Para além disso, pode observar-se que os níveis máximos de fluorescência atingidos nas diferentes curvas são consistentes com as diferentes concentrações utilizadas.

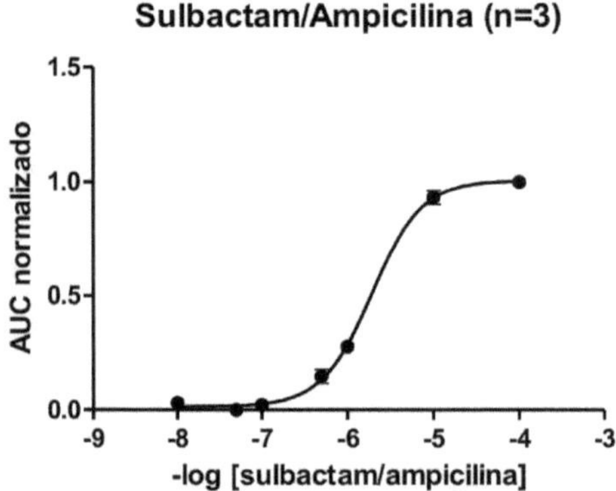

Figura 36. Curva de Boltzmann para sulbactam/ampicilina. Os valores do eixo y são os correspondentes aos valores normalizados dos valores originais.

Os resultados obtidos foram então ajustados à curva de Boltzmann correspondente utilizando a AUC, obtendo-se um V50 correspondente a uma concentração de $10^{-5.718}$ M (Fig. 36).

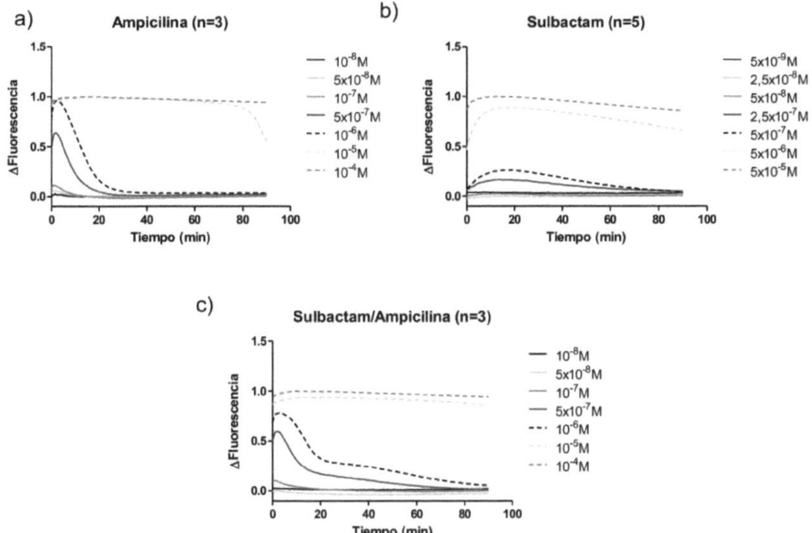

Figura 37. Variação líquida da intensidade de fluorescência ao longo do tempo, induzida por diferentes concentrações de ampicilina (a), sulbactam (b) e sulbactam/ampicilina (c).

2. Amoxicilina-ácido clavulânico

A Figura 38 mostra o perfil de fluorescência induzido no biossensor PenPC por diferentes concentrações da mistura comercial amoxicilina/ácido clavulânico.

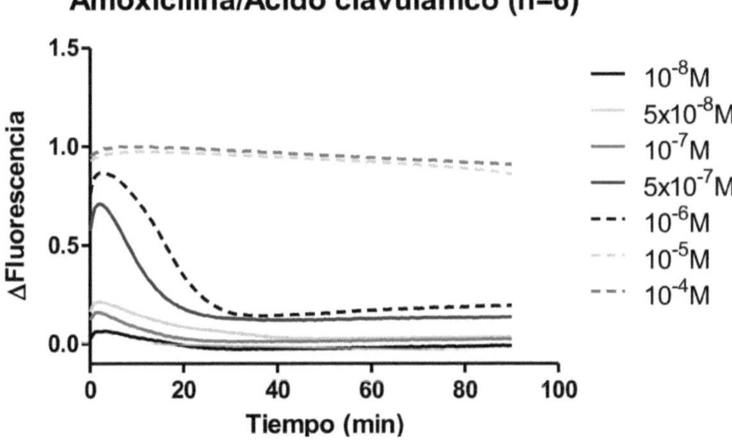

Figura 38. Variação líquida da intensidade de fluorescência ao longo do tempo, induzida por diferentes

concentrações de amoxicilina/ácido clavulânico.

Nas concentrações entre 10^{-8} M e 10^{-6} M, observou-se um comportamento semelhante, com um aumento inicial da fluorescência induzida no biossensor PenPC pela mistura e com diferentes níveis máximos atingidos consoante a concentração utilizada, que após algum tempo apresentam um pico de queda; No entanto, ao contrário dos perfis de fluorescência induzidos por antibióticos beta-lactâmicos ou inibidores da beta-lactamase, observa-se um ligeiro aumento da fluorescência após a queda, que é progressivo ao longo do tempo em que o estudo foi efectuado. Nas concentrações correspondentes a 10^{-5} M e 10^{-4} M os níveis de fluorescência induzidos no biossensor PenPC foram superiores aos obtidos anteriormente e mantiveram-se ao longo do tempo em que o estudo foi efectuado (Fig. 38). Tal como no caso da ampicilina/sulbactam, o perfil de fluorescência induzido no biossensor pela mistura amoxicilina/ácido clavulânico apresentou duas fases, uma primeira fase com um pico de fluorescência que, passado algum tempo, diminui, seguida de uma segunda fase em que a fluorescência começa a aumentar progressivamente ao longo do tempo. Esta mistura comercial, tal como a amoxicilina, tem uma apresentação farmacêutica que corresponde a uma suspensão e não a uma solução. No entanto, esta condição não interferiu com a emissão de fluorescência induzida pelo antibiótico no biossensor PenPC.

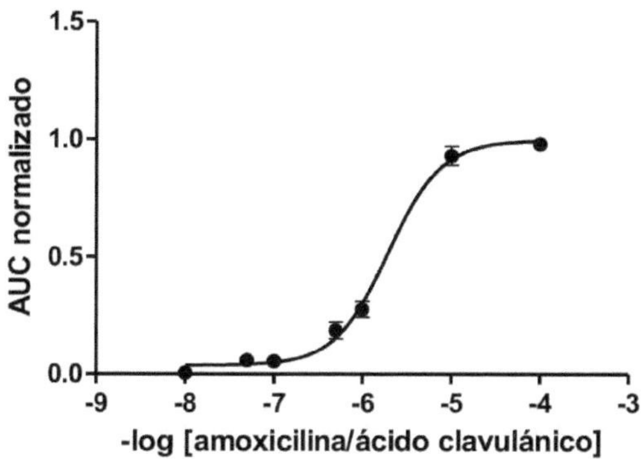

Figura 39. Curva de Boltzmann para a amoxicilina/ácido clavulânico. Os valores do eixo y são os correspondentes aos valores normalizados dos valores originais.

De seguida, os resultados obtidos foram ajustados a uma curva de Boltzmann utilizando a AUC, obtendo-se um V50 correspondente a uma concentração de $10^{-5.766}$ M (Fig. 39).

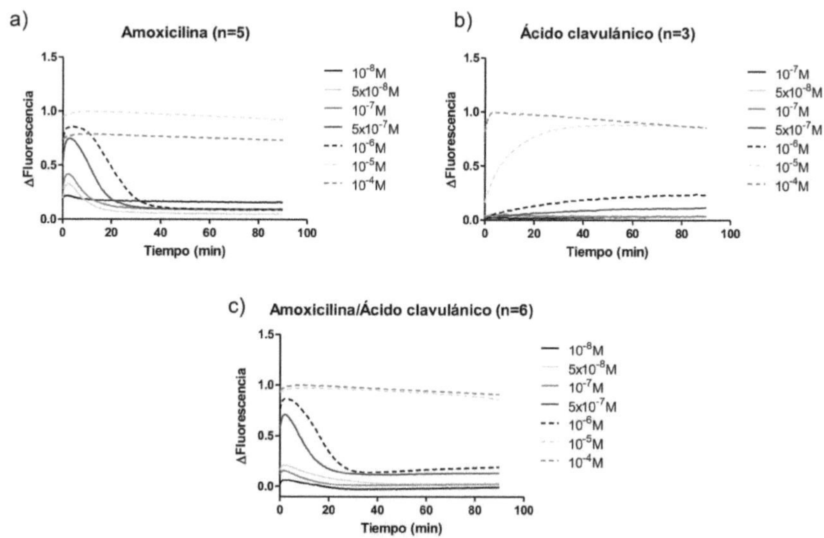

Figura 40. Variação líquida da intensidade de fluorescência ao longo do tempo induzida por diferentes concentrações de amoxicilina (a), ácido clavulânico (b) e amoxicilina/ácido clavulânico (c).

Foram propostas duas hipóteses relativamente ao comportamento dos perfis induzidos pelas misturas de antibióticos e dos seus inibidores. A primeira hipótese era que as curvas de fluorescência induzidas por misturas de antibióticos e inibidores de beta-lactamases seriam o resultado dos perfis individuais de cada composto ponderados pela concentração dos compostos que actuam simultaneamente. A segunda hipótese, baseada na reatividade dos compostos, seria a de que os perfis individuais de cada agente seriam observados actuando em desfasamento e por ordem dependente da sua reatividade no biossensor, ou seja, a ação do inibidor da beta-lactamase seria observada em primeiro lugar, seguida da ação do antibiótico.

Os perfis induzidos pelas misturas comerciais seleccionadas, correspondentes ao sulbactam/ampicilina e à amoxicilina/ácido clavulânico, não se coadunam totalmente com nenhuma das hipóteses propostas, mas com uma combinação das mesmas. Observou-se que nos perfis de resposta de fluorescência induzidos pelas misturas comerciais (figuras 35 e 38), os perfis individuais do antibiótico e do inibidor da beta-lactamase podem ser claramente distinguidos, no entanto, são apresentados fora de fase, ou seja, não simultaneamente, com uma primeira fase mostrando o perfil induzido pelo antibiótico e uma segunda fase mostrando o perfil de fluorescência induzido pelo inibidor da beta-lactamase. Isto sugere que a reatividade de cada composto é relevante na ordem da sua interação com o biossensor PenPC. Surpreendentemente, o antibiótico reagiu primeiro com o biossensor, antes do inibidor.

Finalmente, os resultados demonstraram que o método desenvolvido por nós [9] pode ser utilizado para quantificar a concentração de antibióticos beta-lactâmicos na presença de inibidores da beta-lactamase.

d. Efeito do inibidor em concentrações variáveis sobre o antibiótico.

Depois de termos estabelecido o comportamento fluorescente do biossensor face a misturas de antibióticos com inibidores da beta-lactamase, em que a proporção entre eles é fixa, decidimos analisar o efeito de diferentes concentrações variáveis do inibidor na curva de Boltzmann correspondente ao antibiótico, a fim de cumprir o segundo objetivo proposto neste trabalho:

c. Determinar o efeito dos inibidores da beta-lactamase no perfil de fluorescência induzido no biossensor PenPC por diferentes concentrações de antibióticos beta-lactâmicos, a fim de estimar a forma como a presença de inibidores pode afetar a estimativa da concentração dos antibióticos quando estes se encontram em misturas.

1. Sulbactam + Ampicilina

A Figura 41 mostra o perfil de fluorescência induzido no biossensor PenPC pela ampicilina a uma concentração fixa na presença de diferentes concentrações do inibidor da beta-lactamase sulbactam.

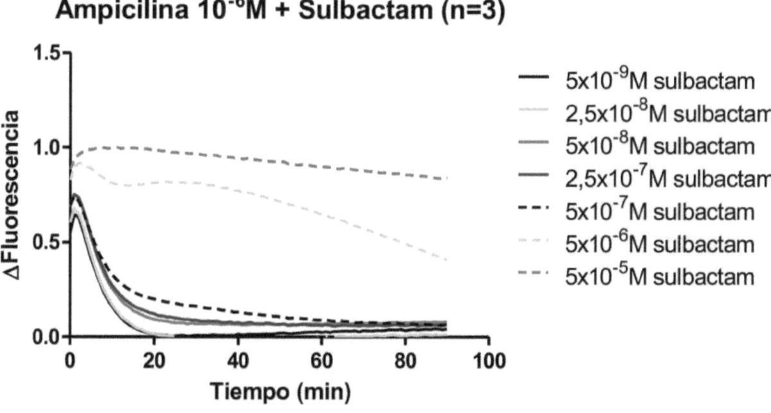

Figura 41. Alteração líquida da intensidade de fluorescência ao longo do tempo, induzida pela ampicilina numa concentração fixa (10^{-6} M) em combinação com sulbactam em diferentes concentrações.

O critério para a seleção da concentração de ampicilina a avaliar foi derivado da curva de Boltzmann, da qual se escolheu a menor concentração utilizada mais próxima do V50 obtido, no caso 10^{6} M, o que garante que os efeitos do inibidor da beta-lactamase serão avaliados na gama dinâmica do método, longe da zona de saturação, e assegura a melhor sensibilidade. A concentração de ampicilina acima descrita foi misturada com diferentes concentrações de sulbactam, que foram previamente caracterizadas (ver ponto b. Inibidores da beta-lactamase). No perfil de fluorescência induzido no biossensor pela mistura, observou-se que as curvas correspondentes a concentrações entre $5x10^{-9}$ M - $5x10^{-7}$ M de sulbactam apresentavam um comportamento semelhante, se não idêntico, ao da ampicilina isolada, ou seja, com um pico inicial seguido de uma queda. Em seguida, a concentrações superiores a $5x10^{-6}$ M de sulbactam, observou-se que o perfil de fluorescência apresentava níveis mais elevados de fluorescência e que estes eram estáveis ao longo do tempo, com uma ligeira diminuição na curva correspondente à concentração de $5x10^{-6}$ M sem atingir níveis basais ao longo do tempo avaliado (Fig. 41).

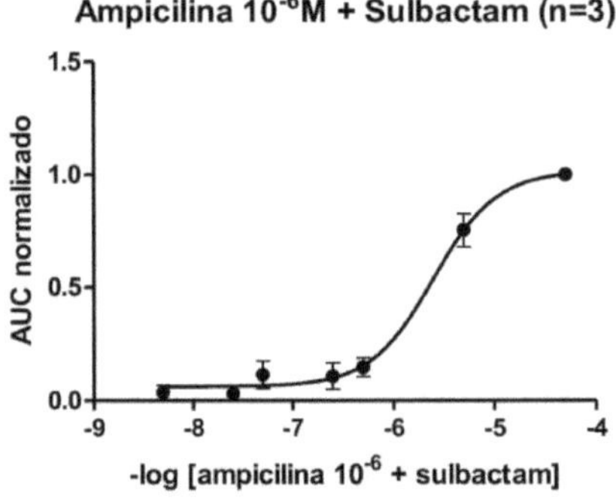

Figura 42. Curva de Boltzmann da ampicilina a uma concentração fixa (10^{-6} M) em combinação com sulbactam a diferentes concentrações. Os valores do eixo y são os correspondentes aos valores normalizados dos valores originais.

Tal como anteriormente, pode ser obtida uma curva de Boltzmann a partir do gráfico acima, calculando a área sob a curva. Nesta curva, o V50 da mistura corresponde à concentração de $10^{-5.601}$ M (Fig. 42).

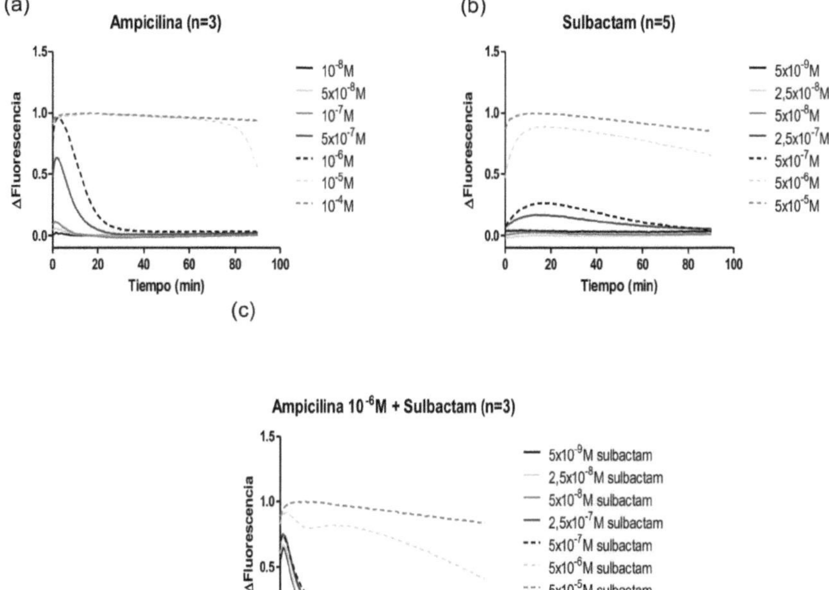

Figura 43. Variação líquida da intensidade de fluorescência ao longo do tempo, induzida por ampicilina (a), sulbactam (b) e ampicilina 10^{-6} M + sulbactam em diferentes concentrações. Vermelho: 10^{-8} M ampicilina.

2. Ácido clavulânico + Amoxicilina

A figura seguinte mostra o perfil de fluorescência induzido no biossensor PenPC pela amoxicilina numa concentração fixa em conjunto com diferentes concentrações de ácido clavulânico.

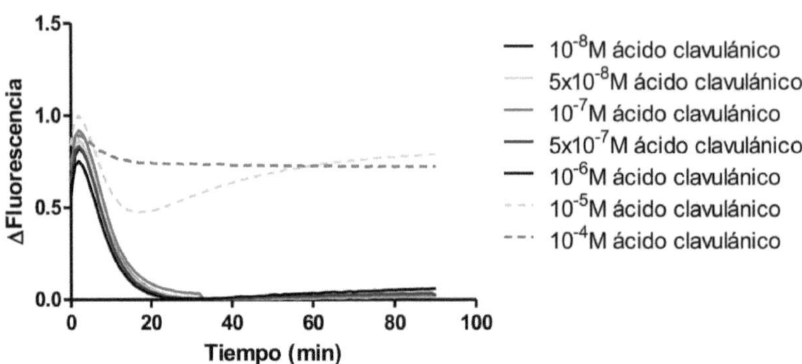

Figura 44. Alteração líquida da intensidade de fluorescência ao longo do tempo, induzida pela amoxicilina numa concentração fixa (10^{-6} M) em combinação com ácido clavulânico em diferentes concentrações.

O critério para a seleção da concentração de amoxicilina avaliada foi derivado da curva de Boltzmann, a partir da qual se escolheu a menor concentração utilizada que mais se aproximou do V50 obtido, sendo neste caso um valor igual a 10^{-6} M, o que garante que os efeitos do inibidor da beta-lactamase serão avaliados na gama dinâmica do método, longe da zona de saturação e assegurando a melhor sensibilidade. A concentração de amoxicilina descrita anteriormente foi misturada com diferentes concentrações de ácido clavulânico caracterizadas acima (ver ponto b. Inibidores da beta-lactamase). No perfil de fluorescência induzido no biossensor pela mistura, observou-se que as curvas correspondentes às concentrações entre 10^{-8} M - 10^{-6} M de ácido clavulânico apresentaram um comportamento semelhante ao da amoxicilina isolada, apresentando um pico inicial que decaiu após alguns minutos. Por outro lado, para concentrações superiores a 10^{-5} M de ácido clavulânico, observou-se que o perfil de fluorescência atingiu níveis mais elevados que se mantiveram ao longo do tempo, com um ligeiro decréscimo na curva correspondente à concentração de 10^{-5} M que, após alguns minutos, voltou a aumentar progressivamente os seus níveis de fluorescência (Fig. 44).

Amoxicilina 10^{-6}M + Ácido clavulánico (n=3)

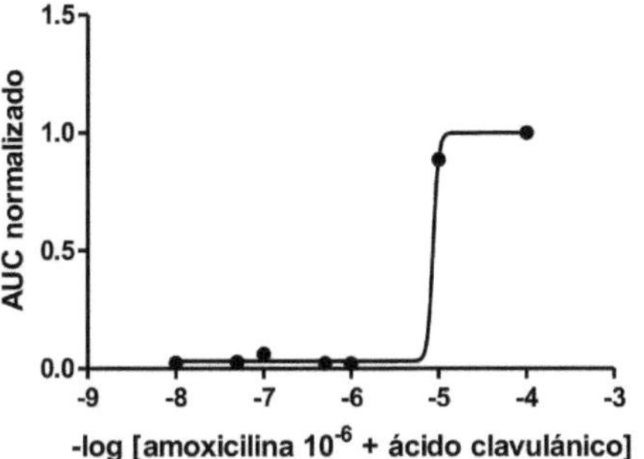

Figura 45. Curva de Boltzmann da amoxicilina a uma concentração fixa (10^{-6} M) em combinação com ácido clavulânico a diferentes concentrações. Os valores no eixo y correspondem aos valores normalizados dos valores originais.

Em seguida, a curva de Boltzmann correspondente foi obtida com a AUC de acordo com o método descrito acima, obtendo-se um V50 igual a $10^{-5.061}$ M (Fig. 45).

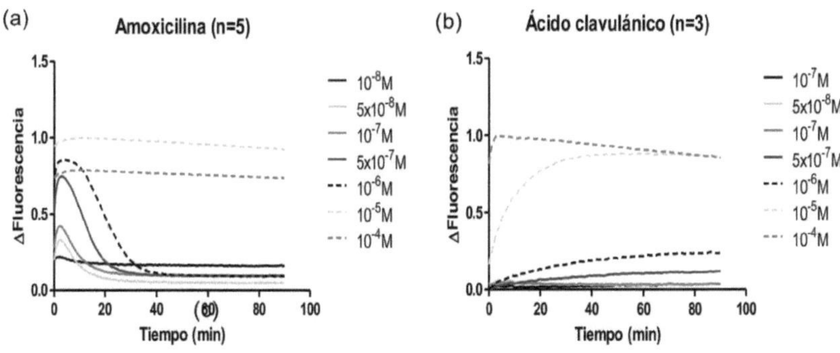

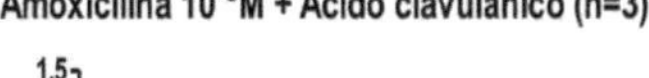

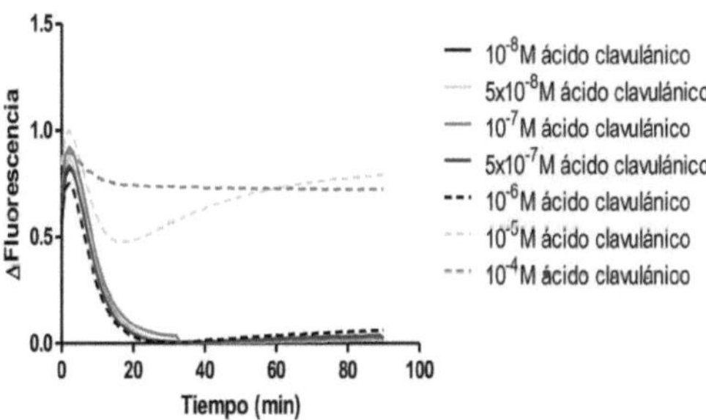

Figura 46. Variação líquida da intensidade de fluorescência ao longo do tempo induzida por amoxicilina(a), ácido clavulânico(b) e amoxicilina 10^{-6} M + ácido clavulânico em diferentes concentrações(c).

Foi avaliado o efeito dos inibidores da beta-lactamase de algumas das misturas comerciais atualmente disponíveis, como o sulbactam e o ácido clavulânico.

Para avaliar o efeito de concentrações variáveis do inibidor, sulbactam ou ácido clavulânico, na curva de Boltzmann correspondente à mistura comercial, foram registados os perfis de fluorescência induzidos pelo antibiótico, ampicilina ou amoxicilina, a uma concentração de 10^{-6} M, na presença ou ausência de concentrações crescentes do respetivo inibidor. Nos perfis obtidos, observou-se que, a baixas concentrações do inibidor, aparentemente só foi possível apreciar a curva correspondente ao antibiótico em estudo, mostrando o aumento de fluorescência induzido no biossensor PenPC pelo composto com posterior queda de fluorescência, à semelhança do que se verificou anteriormente para a amoxicilina e ampicilina isoladamente (figuras 27 e 29 respetivamente). A ação do inibidor da beta-lactamase foi observada a concentrações superiores a 10^{-5} M, onde o nível de fluorescência induzido no biossensor PenPC ao longo do tempo pela mistura atingiu níveis mais elevados e mais estáveis. Em consonância com o que se verificou nas misturas comerciais, observou-se o desfasamento temporal entre a curva correspondente ao antibiótico e a mesma curva pertencente ao inibidor da beta-lactamase.

CAPÍTULO V. CONCLUSÕES

- O método que desenvolvemos foi útil para estabelecer os perfis de fluorescência induzidos por antibióticos beta-lactâmicos, inibidores de beta-lactamase e misturas comerciais destes. Apesar da pluralidade de perfis de fluorescência induzidos por cada agente, estabelecemos um método único de análise para estimar a concentração destes compostos.

- O efeito de um inibidor da beta-lactamase nas diferentes curvas correspondentes à variação líquida da fluorescência ao longo do tempo induzida no biossensor PenPC por, neste caso, uma concentração fixa do antibiótico, só é observado a concentrações superiores a 10^{-5} M. A concentrações inferiores, observou-se um efeito negligenciável, com curvas semelhantes às do antibiótico isolado. Nestas, a fase de queda apresentada pelo antibiótico individual não se manteve ao longo do tempo, observando-se um ligeiro aumento no final devido à presença do inibidor da beta-lactamase.

CAPÍTULO VI. BIBLIOGRAFIA

[1] D. Harris, *Anàlisis quimico Cuantitativo,* 3ª edição, Reverté, Barcelona, Espanha (2007), pp. 771.

[2] Chan, P., Liu, H., Chen, Y. W., Chan, K., & Tsang, C., Rational Design of a Novel Fluorescent Biosensor for β-Lactam Antibiotics from a Class A β-Lactamase, *Journal of the American Chemical Society,* 126 (2004) 40744075.

[3] Drawz, S. M., & Bonomo, R. A., Three Decades of β-Lactamase Inhibitors, *Clinical Microbiology Reviews*, 23 (2010) 160-201.

[4] Bush, K., & Bradford, P. A., β-Lactams e inibidores de β-Lactamase: uma visão geral, *Cold Spring Harbor Perspectives in Medicine*, (2016) 1-22.

[5] J. Picazo, J. Prieto, *Compendio de Microbiologia,* 2.ª edição, Elsevier, Barcelona, Espanha (2016), pp. 52-55.

[6] Tafur, J., Torres, J., Villegas, M., Mecanismos de resistência aos antibióticos em bactérias Gram negativas, *Revista da Associação Colombiana de Infetologia,* 12 (2008) 217-226.

[7] Almaraz, G., & Calvelo, R., Evaluation of beta-lactamase inhibitors, *Farmacia Hospitalaria,* 20 (1996) 225-235.

[8] S. Ahuja, M. Dong, *Handbook of pharmaceutical analysis by HPLC,* 1ª edição, Elsevier, Reino Unido (2005), pp. 48-49.

[9] Soto, D., Silva, C., Andresen V. M., Soto, N., Wong, K., Andresen, M., Antibiotic therapeutic monitoring. Nuevas metodologias: biosensores, *Revista Mèdica Chilena*, 143 (2015) 1050-1057.

[10] http://www.who.int/topics/infectious_diseases/en/, Organização Mundial de Saúde (2017) acedido em 18 de janeiro de 2017

[11] Wong, G., Briscoe, S., Adnan, S., McWhinney, B., Ungerer, J., Lipman, J., Roberts, A., Ligação proteica de antibióticos β-lactâmicos em doentes em

estado crítico: podemos prever com êxito as concentrações não ligadas?, *Antimicrobial Agents and Chemotherapy,* 57 (2013) 6165-6170.

[12] V. Ausina, S. Moreno, *Tratado SEIMC de Enfermedades Infecciosas y Microbiologia Clinica,* Panamericana, Madrid, Espanha (2006), pp. 8-9.

[13] Andresen, M., Wong, K., Leung, Y., Wong, W., Chan, P., Andresen-Vásquez, M., Alegria, L., Silva, C., Tapia, P., Downey, P., Soto, D. Método baseado na β-lactamase PenPC marcada com fluorescência para a quantificação de antibióticos β-lactâmicos no plasma humano, *BioMed Research International*, 2016 (2016) 1-6.

[14] Reder-christ, K., Bendas, G., Biosensor Applications in the Field of Antibiotic Research-A Review of Recent Developments, *Sensors*, 11 (2011) 9450-9466.

[15] Conzuelo, F., Gamella, M., Campuzano, S., Martinez-Ruiz, P., Esteban-Torres, M., Rivas, B. De, Reviejo, A. J., Munoz, R., Pingarrón, J. M., Biossensores de afinidade amperométricos integrados utilizando eléctrodos de carbono descartáveis modificados com ácido nitrilotriacético tetradentados de Co 2^{+-} : aplicação ao

Determination of β-Lactam Antibiotics, *Analytical Chemistry,* 85 (2013) 324632540.

[16] Leung, Y., Robinson, C. V., Aplin, R. T., Waley, S., Site-directed mutagenesis of β-lactamase 1: role of Glu-166, *Biochemical Journal,* 299 (1994) 671-678.

[17] Barcelona, L., Marin, M., Stamboulian, D., Betalactams com inibidores da beta-lactamase Amoxicilina-Sulbactam, Medicine, 68 (2008) 65-74.

[18] Samanidou, V., Evaggelopoulou, E., Papadoyannis, I., Chromatographic analysis of penicillins in pharmaceutical formulations and biological fluids, *Journal of Separation Science,* 29 (2006) 1879-1908.

[19] Reinemann, C., Freiin von Fritsch, U., Rudolph, S., Strehlitz, B., Geração

e caraterização de aptâmeros de ADN específicos de quinolonas adequados para a monitorização da água, *Biosensores e Bioelectrónica*, 77 (2016) 1039-1047.

[20] Chan, P., So, P., Ma, D., Zhao, Y., Lai, T., Chung, W., Chan, K., Yiu, K., Chan, H., Siu, F., Tsang, C., Leung, Y., Wong, K., Fluorophore-Labeled β-Lactamase as a Biosensor for β-Lactam Antibiotics: A Study of the Biosensing Process, *Journal of the American Chemical Society,* 130 (2008) 6351-6361.

[21] Seyler, L., Cotton, F., Taccone, F. S., Backer, D. De, Macours, P., Vincent, J., Jacobs, F., Os regimes recomendados de β-lactâmicos são inadequados em doentes sépticos tratados com terapia de substituição renal contínua, *Critical Care,* 15 (2011) 1-9.

CAPÍTULO VII. ANEXOS

Tabela 1. Dados sobre os compostos utilizados

Composto	Peso molecular (g/mol)	Quantidade
Meropenem	383,46	500mg
Cefazolina	545,51	1g
Benzilpenicilina	334,4	2.000.000 IUI
Amoxicilina	419,45	250mg por 5mL
Ampicilina	371,39	500mg
Ácido clavulânico	237,25	100mg
Sulbactam	255,22	10mg
Sulbactam/Ampicilina	-	0,5g/1g por 5mL
Amoxicilina/ácido clavulânico	-	400mg/57mg por 5mL

Tabela 2. V50 dos diferentes compostos e misturas

Composto	V50
Meropenem	10 $M^{-6.132}$
Cefazolina	10 $M^{-5.839}$
Benzilpenicilina	10 $M^{-5.208}$
Amoxicilina	10 $M^{-5.677}$
Ácido clavulânico	10 $M^{-5.524}$
Amoxicilina/ácido clavulânico	1O $M^{-5,766}$
Amoxicilina 10^{-6} M + Ácido clavulânico	10 $M^{-5.061}$
Ampicilina	10 $M^{-5,552}$
Sulbactam	10^{-5} . M^{784}
Ampicilina/Sulbactam	10^{-5} . M^{718}
Ampicilina 10^{-6} M + Sulbactam	10 $M^{-5.601}$

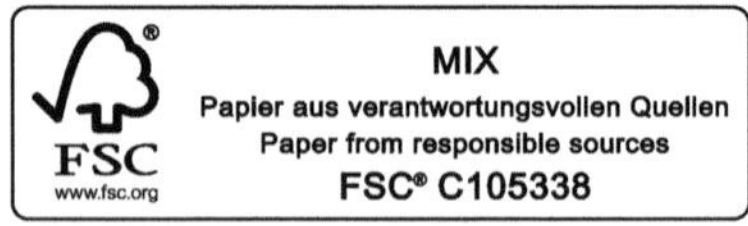

Printed by Books on Demand GmbH, Norderstedt / Germany